I0787489

ISBN 9798709645776
Autoédition – TL Créations
© Copyright – Dépôt légal Mars 2021
Tous droits réservés.
Toute reproduction, même partielle, engendrera des poursuites.

**Couverture et mise en forme
coréalisées avec la romancière J.K-GRAS**

**Rejoignez la communauté
sur Facebook et Instagram : @santecheminvie**

MAÎTRISEZ VOTRE SANTÉ VOTRE CHEMIN DE VIE

Le Manuel Initial

SOMMAIRE

INTRODUCTION 9

PARTIE 1 – LES PILIERS FONDAMENTAUX 15

Pilier 1 – L'état d'esprit 17
Pilier 2 – La respiration 27
Pilier 3 – Le sommeil 35

PARTIE 2 – VOS TROIS NIVEAUX 49

Concept 51
Le Niveau Spirituel 55
Le Niveau Émotionnel 65
Le Niveau Physique 83

PARTIE 3 – AUX FRONTIÈRES DE VOUS-MÊMES ... 107

Concept 109
L'air et l'eau 113
L'alimentation 121
Émetteurs récepteurs 139

PARTIE 4 – VOTRE CHEMIN DE VIE 163

Votre raison d'exister 165
Œuvrer à votre évolution 201

DERNIÈRE PARTIE – LA POUSSÉE LÉGÈRE 237

AVERTISSEMENT

Cet ouvrage est un support pour votre quête personnelle d'équilibre et de progression, avec l'idée de revenir vers une synthèse, une base neutre épurée au mieux de tout dogme ou parti pris. Son objectif est précisément de pouvoir s'accommoder de façon bienveillante et respectueuse avec la construction personnelle, philosophique et culturelle de chaque individu. La récupération de ce livre à des fins idéologiques, pour quelque motif que ce soit, est illégitime.

Par ailleurs, tout lecteur a l'entière responsabilité de convenir avec ses médecins et soignants de toute pratique de santé qui pourrait faire l'objet d'une contre-indication, et est encouragé en ce sens. Particulièrement s'il fait l'objet d'un traitement, et/ou connaît des troubles de santé lourds ou chroniques. La source d'informations et de conseils que représente ce livre ne constitue en aucun cas une caution pour une modification ou un arrêt arbitraire d'un traitement et d'un suivi médical de la part d'une personne. Même au plus profond de votre quête de mieux-être, sachez faire preuve de sagesse, en prenant l'avis et le soutien des professionnels de santé concernés et compétents en la matière.

INTRODUCTION

Bienvenue.

Le livre que vous tenez entre les mains est une vision globale, qui se veut la plus neutre et large possible. Il s'agit de vous livrer un schéma général de compréhension de vous-même, ainsi que des actions précises, simples et efficaces à mener dans votre vie et votre quotidien.

Tout d'abord, gardez à l'esprit que la prise de conscience de vos mécanismes de fonctionnement compte presque autant que les exercices et comportements à mettre en œuvre.

Ensuite, qu'il ne tient qu'à vous de marcher sur votre chemin : vous aurez beau avoir ces clefs entre les mains, la mise en œuvre ne dépend que de vous. Personne ne peut le faire à votre place. Une fois cet ouvrage lu, les jours qui suivent, vous aurez des repères et différentes choses à mettre en œuvre, voire quelques illuminations, mais peut-être aussi un sentiment perplexe. C'est normal, car vous n'aurez pas du tout avancé, excepté dans votre tête. Votre avancée réelle dépendra de ce que vous accomplirez par la suite avec les conseils de ce livre, et, chose très importante, votre propre expérience.

Enfin, si à la lecture de ce livre vous trouvez les conseils et exercices trop simples, banals… Vous êtes mis au défi de les utiliser et de vous y tenir pendant des mois voire des années. Simple ne signifie pas facile. Simple n'est pas non plus synonyme de faible utilité ou efficacité, bien au contraire. Chercher la complexité ou la solution unique miracle est un leurre, qui fait reposer votre évolution hors de vous-même. Les actions simples, répétées dans le temps, peuvent vous mener très loin.

Pour chaque sujet présenté, vous disposerez d'une synthèse théorique, puis d'une présentation de quelques actions simples à faire entrer progressivement dans votre quotidien. Souvenez-vous que l'objectif de ce livre n'est pas de vous faire explorer profondément un domaine en particulier. De nombreux livres, écoles, formations, et autres informations en ligne existent déjà pour accumuler du savoir dans un domaine. Il ne s'agit pas non plus de réinventer la roue. Mais bien de poser un regard d'ensemble sur elle, observer comment elle fonctionne. Le but de ce livre, c'est l'étape initiale et indispensable. C'est une carte, un plan général et condensé de vous-même. Qui se veut concis et accessible. Pour vous comprendre et disposer de clefs pour prendre soin de vous. Mais également pour éclaircir votre chemin de vie, et avancer avec plus d'efficacité et de sérénité. N'hésitez pas à vous munir d'un carnet pour vous faire votre propre résumé de lecture, et faire des pauses pour tester les conseils et exercices. Ceci afin de personnaliser votre expérience de lecture, la rendre plus interactive.

Ce manuel couvrant un périmètre très large, vous adhèrerez probablement plus à certaines parties qu'à d'autres. Certains domaines pourront vous sembler évidents ou très instructifs, d'autres plus obscurs ou présentant moins d'intérêt. Tout cela est normal. Vous vous êtes construit d'une façon unique. Vous avez développé votre propre perception du monde et êtes polarisé sur certains centres d'intérêt. Ce livre vous fournit un socle neutre et général. Libre à vous ensuite d'orienter vos expériences, votre pratique selon vos besoins, et à votre rythme.

Voici le premier conseil, à appliquer dans tous les domaines : prenez… votre… temps. Et, persévérez.

Quasiment toutes les évolutions de ce monde sont lentes, demandent du temps. Il existera quelques moments dans vos vies, vos projets, où vous devrez passer à l'action, être offensifs, tranchants. Mais l'essentiel du temps, c'est le fait de prendre le temps, de répéter, avec patience et persévérance, encore et encore, qui vous permettra d'atteindre vos objectifs ; que ceux-ci concernent votre santé, vos relations, vos finances… Pensez aux grands sportifs, aux grands musiciens, ou encore aux grands hommes et femmes d'affaires. Croyez-vous qu'ils aient testé une recette ou deux du succès, en dilettante, et, le temps passant, sont arrivés comme ça là où ils sont ? Bien sûr que non. S'ils ont réussi, c'est que premièrement, ils avaient un socle théorique global sur lequel travailler, que ce soit pour leur santé, leur projet, leur carrière… Et deuxièmement, ils ont entrepris d'avancer, de s'entraîner, de vivre bien souvent plusieurs échecs, de les intégrer comme de l'expérience… et de recommencer inlassablement, de persévérer, jusqu'à atteindre les objectifs qu'ils souhaitaient.

Faire les choses à son rythme, mais imprimer un rythme, son propre rythme. Et faire, puis recommencer, même quand vous avez stoppé votre avancement ou avez échoué ce que vous entrepreniez.

Il est important aussi de ne pas nier la notion d'inné et d'acquis. Vous verrez toujours des gens aller plus vite ou plus loin que vous dans un domaine, avec une aisance qu'il vous semblera difficile d'avoir. En effet, nous ne sommes pas nés avec les mêmes dispositions dans les mêmes domaines, ça, c'est l'inné. Par contre, tout le monde a la capacité d'imprimer un rythme de travail pour ses projets, et plus on est régulier et persistant, plus on acquiert des automatismes et on s'améliore : ça, c'est l'acquis. L'inné est propre à chacun, et l'acquis ne dépend que de vous : voilà pourquoi vous n'avez pas besoin de vous comparer aux autres, seulement de chercher à vous améliorer.

Avancez à votre rythme, mais avancez. Dans la littérature, il existe cette citation très juste des « Fables de La Fontaine », tirée de la fable « Le lion et le rat », qui dit : « *Patience et longueur de temps, font plus que force ni que rage* ».

Faites de même avec votre esprit et votre corps, faites de même avec votre santé, faites de même avec votre chemin de vie.

Bonne lecture.

PARTIE 1

LES PILIERS FONDAMENTAUX

PILIER 1 : L'ÉTAT D'ESPRIT

L'état d'esprit – Synthèse

Avant même d'établir une quelconque vue générale de vous-même, il vous faut considérer trois facteurs extrêmement importants pour votre vie, primordiaux. Vous les connaissez très bien, mais souvent vous n'y prêtez pas une réelle attention, à moins de rencontrer des problèmes de santé associés. Ces piliers agissent en permanence sur tous les plans de votre être, et représentent les fondations de votre santé. Et ce premier facteur, c'est l'état d'esprit.

Omniprésent et acteur à chaque instant

La raison qui fait que nous abordons l'état d'esprit en premier, c'est que celui-ci se place en dehors de la matière. C'est quelque chose d'invisible et omniprésent qui peut faire des miracles ou des dégâts en chaque instant, selon comment il est calibré chez chacun d'entre nous. D'où l'intérêt de lui accorder une importance primordiale, parce que c'est un facteur qu'en général nous négligeons complètement. Nous le mettons sur le compte du caractère, de notre tempérament, en nous disant que nous sommes comme ça, simplement. C'est une erreur. Nous sommes comme cela actuellement. Et nous sommes plus ou moins le résultat de nos propres pensées et actions passées, sans oublier celles de nos parents et aïeux dont nous avons hérité (et nous reviendrons là-dessus en fin de livre). Vous avez toute possibilité de modeler votre état d'esprit, chaque jour, et de le rendre plus lumineux avec vous-mêmes et avec autrui. Commencez par lui. C'est la clef de tout ce que vous voulez entreprendre de positif et durable.

La culpabilité, racine de votre autodestruction

L'état d'esprit fait naître des sentiments. Nous allons avoir l'occasion de parler des sentiments plus tard. Néanmoins, il en est un qu'il faut aborder immédiatement : la culpabilité. La culpabilité est le résultat immédiat d'un jugement, négatif, d'une pensée, d'une action ou de son résultat que nous avons produit, ou que l'on nous impute. C'est observable chez de nombreuses personnes. Il s'agit probablement du plus néfaste et destructeur des sentiments que vous puissiez avoir. Il vous égare de votre voie en vous bloquant, en vous dévalorisant, faisant baisser considérablement votre énergie, votre moral. C'est un sentiment dont il faut prendre conscience, systématiquement, qu'il faut comprendre. Et qu'on le comprenne ou pas selon les situations, il faut dans tous les cas développer une stratégie visant à le maîtriser, puis le faire diminuer dans le temps.

La culpabilité trouve ses racines dans l'estime de soi et l'amour que l'on a pour soi. Les signes indiquant un manque d'amour pour vous-même sont la tendance à culpabiliser facilement, et la perte d'une grande partie de votre confiance en vous suite à un événement marquant la fin d'une relation, ou l'absence de démarrage de celle-ci (amoureuse, amicale ou professionnelle). Un autre signe fréquent est la capacité à se dévaloriser soi-même, par des phrases qui fusent dans votre tête ou à voix haute, vous disant à vous-mêmes comme vous êtes [bête] ! Vous pouvez remplacer le mot entre crochets par tout autre synonyme plus ou moins vulgaire ou dégradant de votre choix. Le fait de vous sentir gêné par des remerciements, des cadeaux ou toute forme d'attention, comme si une part de vous estimait que vous ne le méritez pas, est également un révélateur. Ces signes amènent à une conséquence fâcheuse : vous créez un vide en vous, et votre niveau d'énergie et votre valeur, jusqu'à votre raison d'être, dépendent quasi-exclusivement d'un apport et d'un équilibre extérieurs, de ce que les gens vous renvoient de vous. C'est une erreur fondamentale. Si vous ne connaissez pas cette citation d'Irène Orce, gravez-la en vous : « *Aucun amour n'est suffisant pour combler le vide d'une personne qui ne s'aime pas elle-même* ».

Cultiver un regard lucide et empreint d'amour

De façon générale, tout commence par ce pilier. Il est crucial de vous atteler à développer un meilleur regard sur votre jugement et vos pensées, envers vous-mêmes, envers autrui, et en toutes circonstances. L'objectif est clair : diminuer jusqu'à supprimer la tendance parasite de ces jugements. Pour évoluer vers un état d'esprit clair, qui juge une situation uniquement de façon « technique » pourrions-nous dire. Dans le but de vous apporter plus de clarté sur toute situation, et ne pas vous appesantir sur un jugement moral envers vous-même ou les autres. De vous respecter et vous faire respecter, et de prendre des décisions lucides en vous comprenant mieux, et aussi en faisant davantage confiance à vos intuitions.

L'état d'esprit – Pratique au quotidien

Voici deux conseils à faire entrer dans votre quotidien, afin de modeler votre état d'esprit et votre estime de vous.

Les Quatre accords Toltèques

Premièrement, prenez le temps de lire « *Les Quatre accords Toltèques : La voie de la liberté personnelle* », de l'auteur Don Miguel Ruiz. Les voici : que votre parole soit impeccable ; quoi qu'il arrive, n'en faites pas une affaire personnelle ; ne faites pas de suppositions ; faites toujours de votre mieux. Il en existe également un cinquième, qui a été publié plus tard, très en lien avec notre époque moderne saturée en informations et opinions : soyez sceptiques, mais apprenez à écouter.

Les accords Toltèques ne seront pas détaillés davantage ici par respect pour l'auteur. Ce petit livre est d'utilité publique et sa lecture est très accessible. Vous pouvez vous le procurer facilement à petit prix. Il contient des enseignements simples, et extrêmement puissants, pour appliquer autant de filtres très positifs à votre état d'esprit, et alléger considérablement votre mental. Vous êtes encouragés à en prendre connaissance, et surtout, à les appliquer au quotidien, vous les rappeler sans cesse, pour modifier dans le temps votre façon de penser et la rendre plus saine pour vous, et pour vos interactions dans ce monde. Vous n'avez pas à mémoriser le contenu du livre par cœur. Une fois lu, vous pouvez vous imprégner du sens profond de chacun des accords, et les faire émerger dans votre tête lors de vos agissements quotidiens. Vous pourrez ainsi observer quels sont vos comportements sains et lesquels sont pollués par des pensées ou présupposés trompeurs ou limitants.

Votre propre observateur positif

Le deuxième conseil est celui-ci : devenez un observateur externe de votre propre culpabilité. Qu'est-ce que cela veut dire ? C'est très simple. Désormais, à chaque fois que vous vous rendez compte que vous vous sentez coupable de quelque chose – d'avoir mal agi, mal parlé, avoir eu une mauvaise pensée, ou de vous sentir responsable d'une situation – déclenchez le mécanisme suivant. Premièrement, dites-vous « Stop ! » dans votre tête, et pensez avec bienveillance et force à votre égard que vous ne méritez pas de souffrir pour cela. D'ailleurs, si une deuxième pensée en lame de fond vient vous dire que, quelque part, vous le méritez, répétez le mécanisme du « Stop ! », autant de fois que nécessaire. Comme si vous deveniez une autre personne, extérieure à vous-même, pour vous auto-protéger en vous disant que non, quelle que soit la situation, vous ne méritez pas de vous faire du mal pour cela. Pour quelle raison ? Et bien parce que cela ne vous sera d'aucune utilité, ni pour faire évoluer les choses, ni pour vous faire avancer.

Une fois que vous avez enclenché ce « stop » personnel, passez à la deuxième phase : l'application d'une solution. Il y en a plusieurs, et le mieux est de raisonner le plus simplement possible. Si vous pensez que vous pouvez faire quelque chose, faites-le, que ce soit corriger une action, vous excuser auprès de quelqu'un… Quoi que vous fassiez, surtout, ne cherchez pas à vous justifier. Simplement, appliquez votre action corrective, avec une sincérité profonde, pour permettre à votre situation d'évoluer. Et surtout, n'attendez pas que la situation évolue nécessairement. Le but est que vous ayez fait ce qui vous semblait juste, les réactions que vous aurez en retour ne vous appartiennent pas. En revanche, si vous pensez que vous ne pouvez rien faire pour faire évoluer une situation, ou si vous pensez avec certitude que votre action corrective fera plus de mal que de bien, partez du principe qu'il est donc inutile de culpabiliser. Vous ne pouvez et ne devez rien faire. Imposez-vous de l'amour et de la compassion pour aller de l'avant, pour passer à autre chose.

La dernière phase dans ce processus, c'est de faire bilan de ce qui s'est passé. Il se peut que vous ayez réussi à vous déculpabiliser, et si c'était possible, à mettre en œuvre une ou plusieurs actions correctives. Dans ce cas, félicitez vous, c'est une bonne nouvelle. Dans le cas contraire, il se peut que vous n'arriviez pas à surmonter votre culpabilité, ou que vous ayez oublié d'appliquer ce processus pour vous en sortir. Dans ce cas, continuez de boucler uniquement sur la première phase. Dites-vous simplement que quelle que soit l'erreur commise, vous ne méritez pas de vous faire du mal pour cela, et que la seule chose que cela vous apporte est de vous enfoncer et de vous bloquer. Redites-vous inlassablement « stop », avec autorité, mais surtout beaucoup d'amour envers vous-même. Et surtout, concluez que c'est une expérience, qu'elle comporte des erreurs, et que vous pourrez penser, dire ou faire les choses différemment à l'avenir. Rien n'est permanent. Tout passera. Ne plus culpabiliser, c'est vous autoriser à vous aimer et à évoluer.

Notez que cela peut prendre du temps, des mois, voire des années pour changer notre conditionnement. C'est normal. Rappelez-vous-en toujours pour ne pas abandonner vos projets, dont le plus précieux d'entre tous est d'améliorer qui vous êtes tout au long de votre vie. Pour vivre le plus heureux et intensément possible. Cette mise en perspective grâce aux accords toltèques et l'auto traitement de votre culpabilité, permet de modifier de façon subtile et positive votre état d'esprit dans le temps.

Nous allons maintenant passer au facteur primordial suivant, le facteur le plus immédiatement vital. La première passerelle entre le non-vivant et le vivant, entre l'inconscient et le conscient : nous allons parler de la respiration.

PILIER 2 : LA RESPIRATION

La Respiration – Synthèse

Le facteur d'influence vitale immédiat

Il n'y a rien de plus immédiatement vital que la respiration. Elle commence à notre premier cri, quand nos premiers appels d'air déplient nos alvéoles pulmonaires. Elle se termine à notre mort, comme l'expression consacrée, à « notre dernier souffle ». Et entre temps, à chaque instant de votre vie, elle représente votre première action de survie. Vous pourriez arrêter de vous poser des questions sur votre vie et votre environnement pendant des heures, de manger ou boire pendant des jours… Notre temps de survie sans respirer, y compris dans le cadre de records du monde, est lui compté en minutes. Le dioxygène que nous captons dans l'air à chaque instant représente un maillon indispensable dans la réaction de production d'énergie par nos cellules. Cette chaîne de production produit également, dans cette réaction, au moins un déchet à évacuer impérativement du corps : le dioxyde de carbone.

Si notre vie dépend de façon si forte de ce mécanisme, à votre avis, que se passe-t-il si au quotidien, et souvent sans même vous en rendre compte, vous respirez mal, ou avez une respiration un peu courte ? Vous vous en doutez, cela aura un impact très rapide, et qui peut devenir chronique, d'altération de votre santé. Une bonne respiration éveille vos tissus, cérébraux, cardiaques, musculaires, leur permettant un fonctionnement optimal. Elle agit significativement sur votre état général, en améliorant votre humeur et en diminuant votre stress ressenti comme votre stress biologique.[1] Une respiration altérée va amener à un fonctionnement diminué de votre corps et de votre esprit. Celle-ci s'installe dans le temps, suite à des traumas, un rythme de vie intense, un stress quotidien, et peut causer des dégâts de façon insidieuse, sans que vous fassiez le lien entre votre santé diminuée et votre respiration.

À la fois automatique et sous contrôle

Il existe cependant quelque chose de fantastique avec la respiration. Elle fonctionne à la fois de façon automatique, et sur commande. Vous l'avez sans doute remarqué dans votre vie, il suffit que l'on vous en parle, comme nous le faisons actuellement, ou que vous y pensiez seul, pour en prendre conscience, et pour que ce mécanisme bascule instantanément du mode automatique à un mode conscient, sous votre contrôle.

Cette prise de contrôle instantanée a des effets puissants, quasi-immédiats, sur votre rythme cardiaque, votre niveau de stress, votre lucidité. Utilisez-la dans votre quotidien.

---

[1] DOI: 10.1007/s10072-016-2790-8
    The role of deep breathing on stress

La Respiration – Pratique au quotidien

Voici quelques conseils, pour vous occuper de votre respiration, et en tirer très simplement de grands bénéfices sans que cela ne vous coûte quoi que ce soit.

Conscientiser la respiration

La première chose à faire au quotidien, est de conscientiser sa respiration, tout en détendant les zones de votre corps autour de vos poumons.

Placez-vous debout, en position statique ou en marche lente. Commencez à observer votre respiration, sans forcer sa modification ; le fait d'en prendre conscience la modifiera probablement déjà. Pendant que vous observez votre respiration, commencez, avec vos mains, à vous masser la zone des côtes. Vous allez passer sur les zones suivantes : autour de vos seins, en commençant par la zone sous vos clavicules, puis au centre de votre poitrine et sur la partie des côtes située sous vos seins, pour finir sur les côtés, sur la zone en dessous de vos aisselles. Si vous ne savez pas spécialement comment vous masser, ce n'est pas grave, une technique simple est d'utiliser votre main dans sa position naturelle, relâchée, avec les doigts légèrement courbés. Maintenez une très légère tension dans les doigts et massez-vous en décrivant de petits cercles sur la zone choisie. C'est la pulpe des doigts qui masse. Vous constaterez ainsi un effet équilibré mélangeant décontraction et dynamisation. Une fois effectué le massage des côtes, faites simplement de même au sommet de votre dos, de chaque côté, entre votre cou et vos épaules.

Cet exercice peut être intéressant le matin à votre lever, mais également lorsque vous avez terminé une tâche physique ou stressante, une fois votre travail de jour fini par exemple.

Trois respirations profondes

Le deuxième conseil, est encore plus simple. Il s'agit d'effectuer au moins 3 profondes respirations lentes à la suite. Le bénéfice ici est d'utiliser le potentiel maximal de vos poumons et de les remplir au mieux selon vos capacités. Prenez une lente et profonde inspiration par le nez, jusqu'à ce que vous ne puissiez plus inspirer davantage, puis soufflez tout aussi lentement par la bouche bien ouverte, en laissant échapper votre haleine, jusqu'à ce que vous ne puissiez plus rien expirer. Cela va créer un appel d'air pour votre inspiration suivante, vous faisant recommencer un cycle, à effectuer donc au moins trois fois au total.

Cet exercice peut se faire à la suite du premier. Il a aussi un autre avantage, c'est qu'il détend très bien et ramène de la lucidité. Il est donc idéal à pratiquer à tout moment :

lorsque vous changez d'activité, souhaitez passer à autre chose dans votre tête, décompresser après un moment stressant de votre journée, ou même pour couper une sensation de stress montant ou qui perdure.

Cohérence cardiaque

Enfin, le troisième conseil. Pour le suivre, il vous suffit de quelques minutes par jour. Il s'agit d'exercices de respiration simples, comme le propose la cohérence cardiaque, qui vous permettent pendant quelques minutes de retrouver une respiration régulière de façon guidée et quasi-passive. Vous pouvez trouver facilement par internet des sites ou applications le proposant. Le principe est simple. Pendant plusieurs minutes, vous régulez votre respiration sur 5 secondes d'inspiration, puis 5 secondes d'expiration. Les bénéfices sont inestimables. En plus de respirer correctement, vous allez apaiser votre système cardiovasculaire et votre esprit, agir sur votre diaphragme et vos organes et viscères, procurant une grande détente et une régulation de tout votre organisme. Un conseil sur cette pratique : le nombre de secondes accordées à chaque inspiration et expiration est adaptable. Avec le simple fait de devoir avaler régulièrement votre salive, 5 secondes peuvent vous sembler un peu rapide pour prendre le temps de bien respirer, vous donnant la sensation de courir derrière votre respiration. Vous pouvez donc essayer d'accorder 6 voire 7 secondes à chaque inspiration et un temps équivalent à chaque expiration. Cela vous donnera un peu plus de temps, et une respiration plus lente et profonde.

Bien qu'il soit préférable de réaliser l'exercice de cohérence cardiaque avec une aide extérieure (application, thérapeute…), voici une méthode alternative si vous vous trouvez seul et sans outil technologique. Asseyez-vous ou allongez-vous sur le dos, les bras détendus. Avec une main ou les deux, commencez à tapoter très doucement la surface sur laquelle repose votre main, avec le bout de vos doigts, de façon lente et régulière, pour créer un rythme sur lequel baser votre exercice. Puis commencez, en inspirant sur un certain nombre de battements de vos doigts, au choix, 5, 6 ou 7. Puis expirez, de la même façon, sur un nombre de battements équivalents.

La prise de conscience de votre respiration est une arme capitale de votre santé et de votre bien-être, et la plus immédiatement accessible et modifiable. Qui plus est, réaliser ces exercices au quotidien, représente la garantie facile de briser une respiration inconsciente altérée, pour contribuer à revenir vers un état de santé plus sain.

Nous allons maintenant passer au dernier facteur primordial, qui dans les sociétés productivistes et technologiques est extrêmement malmené : le sommeil.

PILIER 3 : LE SOMMEIL

Le Sommeil – Synthèse

Le garant de la récupération physique et psychique

Si la respiration occupe la première place dans nos actions vitales, le sommeil se place sans nul doute en deuxième position. Il recèle encore des mystères, et la recherche se poursuit à son sujet. Néanmoins, les données actuelles indiquent qu'il est le garant de la récupération optimale de nos facultés physiques et mentales. Il permet aussi de faire une synthèse correcte de notre journée et consolider l'expérience que nous avons vécue éveillés.

Un sommeil correct présente plusieurs phases. Une pour l'endormissement, unc pour un début de sommeil léger, et enfin une troisième de sommeil profond où notre métabolisme est considérablement ralenti, accordant une place importante aux mécanismes de réparation et régénération, mais aussi à la consolidation des connaissances. Toutes ces phases sont regroupées dans ce qu'on appelle le sommeil lent.

Il existe toutefois une autre phase, le sommeil paradoxal. Son nom vient du fait que nous sommes toujours endormis, mais le cerveau va connaître une grande activité tout en supprimant la possibilité pour nos muscles de réagir et de bouger. C'est dans cette phase que les rêves vont le plus se manifester.

Une passerelle entre conscient et inconscient

L'enchaînement de ces phases constitue ce qu'on appelle un cycle de sommeil. Et une chose importante à prendre en compte, c'est qu'il a été constaté qu'un cycle dure environ une heure et trente minutes, parfois un peu plus selon les individus. Mais également qu'une nuit de sommeil complète est constituée en général de 4 à 6 cycles, et que la proportion des phases de vos cycles change au fil de votre sommeil.

Sur les premiers cycles, la phase de sommeil profond est très importante, et tend à indiquer que le corps se concentre sur sa propre réparation en premier, favorisant votre survie. Puis, au fil des cycles, le sommeil profond diminue jusqu'à disparaître. En contrepartie, la proportion de sommeil paradoxal augmente, et alterne avec du sommeil léger.

L'utilité et la pertinence des rêves sont débattues au sein des communautés scientifique et philosophique. Cela dit, lorsque vous lui laissez le temps de faire suffisamment de cycles, votre corps se dirige automatiquement vers un schéma faisant alterner une phase propice à une simulation d'éléments de vie (le sommeil paradoxal et les rêves) et de repos et consolidation agile (le sommeil lent léger). Ce constat, couplé à votre expérience personnelle de ce qui peut s'exprimer dans vos rêves selon ce que vous traversez ou avez vécu dans votre vie, tend à indiquer des tentatives successives de remettre en évidence et de régler ce qui doit l'être au niveau psychique et émotionnel.

Le sommeil, de par les rêves, représente comme la respiration une passerelle entre votre conscient et votre inconscient. Pour la plupart, nous subissons nos rêves, leur portée symbolique n'est pas toujours compréhensible et notre maîtrise de ceux-ci est en général absente. Si l'enseignement premier est qu'il est nécessaire de vous accorder de longs temps de sommeil – plus de 6h est un minimum, le fait de travailler sur ses rêves pourrait également présenter des bénéfices dans votre vie.

Une dépendance très forte à votre environnement

Un dernier point, c'est l'importance cruciale du rythme circadien dans notre santé. Il s'agit de la programmation de votre cerveau pour réguler votre sommeil selon sa perception de la durée du jour, des alternances jour/nuit et de la luminosité. Il module son activité, la sécrétion de ses hormones, en conséquence, pour que le sommeil survienne lorsque la nuit vient, mais aussi en fonction de votre état de santé et de la durée de votre veille.

Cependant, à l'échelle de son histoire, l'Homme a modifié rapidement son environnement avec la maîtrise de l'électricité, puis la multiplication des sources lumineuses :

éclairage public et individuel, écrans de télévision, d'ordinateur ou de téléphone portable… Toutes ces sources nous envoient des signaux lumineux et modifient les réponses de notre organisme. Notre journée s'étire et s'intensifie par ces stimuli, dont la présence et l'intensité ne sont pas identiques à ceux de la lumière naturelle déterminés par le moment de la journée. Ainsi, notre horloge interne se dérègle, et le sommeil s'altère. Cela commence dès notre enfance.[2]

Si les mécanismes et les effets précis sont encore étudiés, il existe un consensus scientifique clair : vos fonctions sont altérées dès les premières perturbations de sommeil (chute de vigilance et de l'attention, augmentation de la nervosité), et les troubles du sommeil chroniques font augmenter le risque de mortalité et de nombreuses maladies.[3] Par ailleurs, une privation complète de sommeil fait apparaître dès les premiers jours des perceptions visuelles et auditives hallucinatoires, une perte de repères spatiotemporels, et une augmentation du rythme cardiaque et de la température

---

[2] BWH Press Releases – Light-mitting E-readers before bedtime can adversely impact sleep
DOI: 10.1001/jamapediatrics.2016.2341 – A meta-analysis of the effect of media devices on sleep outcomes
[3] DOI: 10.1212/WNL.0000000000003037 – Role of sleep-disordered breathing and sleep-wake disturbances for stroke and stroke recovery

corporelle.[4] Voilà pourquoi le sommeil représente ce troisième pilier primordial.

---

[4] "La privation du sommeil", Jean-Louis Valatx (sommeil.univ-lyon1.fr)

Le Sommeil – Pratique au quotidien

Se remettre en phase avec le rythme jour/nuit

La première chose à faire pour conserver ou retrouver un sommeil bienfaiteur est de vous synchroniser avec le rythme du jour et de la nuit. Ayez conscience de la durée de chaque journée. Prenez ou reprenez l'habitude de guetter le lever du jour, et la tombée de la nuit. Lors de ces moments, faites une pause dans votre journée et n'hésitez pas à vous retrouver dehors, ou observer l'extérieur, pendant quelques minutes pour assister aux levers et couchers de soleil.

Un autre conseil à mettre en place en parallèle est d'utiliser des sources lumineuses très faibles, tamisées, si votre journée vous impose d'être en éveil à une heure où il fait nuit.

Ces réflexes qui étaient naturels à notre espèce et que vous avez peut-être perdu, de par votre rythme de vie intense, votre activité professionnelle, vos occupations sur écran, permettent à votre corps de se calquer de lui-même sur son horloge circadienne, et de déclencher les bons processus de veille et de sommeil.

Il est également un conseil qui sera difficile à suivre pour certaines personnes évoluant dans une société envahie par la technologie, mais qui est capital : les écrans de tout type –

téléphone, ordinateur, télévision… - ne doivent pas être utilisés lorsqu'il fait nuit, ou à l'approche de la nuit. Ils envoient des stimuli puissants qui induisent en erreur votre cerveau, et dérèglent votre horloge interne.

Quoi qu'il en soit, n'oubliez pas : bien que certains conseils soient plus difficiles que d'autres à mettre en œuvre, la première étape est de les porter à la conscience, puis de les intégrer, à votre rythme. L'objectif est de modeler son hygiène de vie dans le bon sens, sur le long terme. Modifier sensiblement votre quotidien pour le ramener à un équilibre propice à votre pleine santé, et à sa conservation.

Un maximum de cycles – Intégrer des sommeils courts

Les conseils suivants portent sur quand et combien de temps dormir. Certaines données tendent à nous faire penser qu'on ne rattrape pas le temps de sommeil perdu. Mais, vous l'avez sûrement constaté, lorsque vous dormez moins bien, plus la période durant laquelle vous avez un mauvais sommeil s'allonge, et plus la fatigue est omniprésente. Et lorsque vous avez passé plusieurs jours aux nuits courtes, la première vous permettant le repos se ponctue bien souvent d'une grasse matinée. Voici donc ce vers quoi vous devez tendre : dormir autant que nécessaire, tant que vous êtes fatigué. Avec les repères suivants.

Premièrement, en ayant favorisé le respect de votre horloge biologique en respectant les cycles jour/nuit, orientez-vous vers des nuits de sommeil pleines. Il vous faut favoriser à la fois la récupération physique des deux premiers cycles de sommeil, et une récupération peut-être davantage psychique, favorisée par le sommeil paradoxal qui s'étend sur les derniers cycles. Votre cycle faisant environ 90 minutes (voire un peu plus), l'idée est de dépasser les quatre cycles, ce qui correspond à un sommeil d'environ 8 à 9 heures pour réaliser 5 ou 6 cycles. Ce schéma standard correspond à un sommeil plein et optimal pour votre récupération, à intégrer sur une plage horaire entre 20 heures et 7 heures le lendemain, selon vos activités journalières et la période de l'année.

Ensuite, si vous ressentez de la fatigue épisodique ou permanente dans la journée, si vous en avez la possibilité, stoppez vos activités et allez dormir sans hésiter. Que ce soit durant une pause travail, ou en rentrant chez vous. Réalisez un cycle de sommeil complet, en vous mettant plusieurs réveils programmés entre 1 heure 30 et 2 heures plus tard. Le but est de bénéficier d'une grosse récupération, sans laisser le corps basculer dans un sommeil complet de plusieurs cycles, que vous devez réserver à la nuit. Si vous n'avez pas la possibilité de dormir un cycle complet, ou si vous constatez que cela vous empêche de dormir correctement la nuit suivante, faites différentes tentatives, en programmant par exemple vos réveils entre une vingtaine de minutes et trois-quarts d'heure plus tard. Testez différentes durées qui vous permettront de dormir uniquement en sommeil léger, ce qui est déjà réparateur. Cela vous permettra de récupérer un peu de votre énergie, sans basculer en sommeil profond.

Enfin, lorsque vous n'avez que peu de temps devant vous, mais que la fatigue est forte et vous est nuisible, ayez le réflexe de vous poser de façon confortable, en posture assise ou debout le dos contre une paroi, et fermez les yeux. Décontractez-vous et laissez-vous partir jusqu'à ce que votre tête flanche et vous réveille. Si cette forme de repos n'est pas fortement réparatrice, vous aurez détendu tout votre organisme jusqu'à ce que ses fonctions se ralentissent suffisamment pour entrer en somnolence, ce qui vous permet de casser la fatigue. Cela peut suffire à bien des situations pour vous permettre de reprendre vos activités correctement, au moins pour un bref temps. Et si cela ne suffit pas et que votre fatigue reste intense, avec un besoin irrépressible de dormir, cela signifie qu'il y a urgence à ce que vous dormiez plus longtemps. Faites passer votre santé avant le reste, et prenez le temps de réaliser un cycle complet, ou au minimum plusieurs dizaines de minutes pour entrer en sommeil lent.

Quand vouloir dormir ne suffit pas…

Bien souvent, lorsqu'on n'arrive pas à dormir, on cherche des solutions externes. Anxiolytiques, somnifères médicamenteux ou naturels comme certaines huiles essentielles (lavande vraie, camomille noble…) ou tisanes (verveine, valériane…). Vous pouvez demander conseil à votre médecin et votre pharmacien pour cela bien sûr. Mais n'oubliez pas que ce n'est qu'un support, une béquille pour vous. Respecter les points précédents est capital. La régulation de votre sommeil au quotidien vient avant tout de vous.

Il se peut néanmoins que vous n'arriviez pas à trouver le repos, par excès de stress, fatigue intense vous faisant tenir sur les nerfs, ou des problématiques de vie qui vous préoccupent trop. Dans ce cas, revenez aux deux précédents facteurs primordiaux. Appliquer des règles bienveillantes et prendre du recul sur votre état d'esprit permet d'éviter sa surcharge de manière rapide et efficace. Puis, appliquez les exercices quotidiens de respiration permet une action immédiate sur l'évacuation de vos préoccupations, sur votre rythme cardiaque, et sur votre niveau de stress.

Une autre chose que vous pouvez faire, en lien avec la saturation de votre esprit, est la suivante. À n'importe quel moment, mais particulièrement le soir si des choses vous préoccupent, tenez au moins deux carnets de notes. L'idée n'est pas nécessairement de tenir un journal intime. La conservation de ces documents n'est pas indispensable, mais cela va vous permettre de coucher sur papier ce qui vous préoccupe. Le premier support papier sera consacré aux tâches du quotidien ou urgentes à régler. Notez-y tout ce que vous devriez faire, même si vous n'êtes pas en mesure de le réaliser dans l'immédiat. Le second carnet sera consacré à vos problématiques plus profondes. De la même façon, écrivez ce qui occupe vos pensées, même si ces choses n'ont pas de solution évidente. Si des idées d'actions à mener vous viennent, notez-les aussi. Dans tous les cas, le principe de cette prise de notes est le suivant : vous placez délibérément vos problématiques ailleurs que dans votre tête, vous déchargeant émotionnellement d'au moins une partie des poids que vous portez. Cela, combiné aux exercices de travail sur votre état d'esprit et votre respiration, vous aidera considérablement à vous alléger et trouver le sommeil.

Enfin, que vous ayez des problèmes de sommeil ou non, il existe une posture que vous pouvez adopter lorsque vous vous installez sur votre couchage, ou bien que vous pouvez exécuter sur un tapis de sol juste avant de vous coucher. Allongez-vous sur le dos, et assurez-vous d'avoir l'ensemble de votre corps le plus droit et le plus relâché possible (hanches, dos, épaules). Puis, au lieu de maintenir vos bras près de votre corps, étendez-les au-dessus de votre tête, en les laissant reposer sur le sol (Fig. I). Il n'est pas nécessaire de garder les bras droits, considérez avant tout le confort de vos épaules pour maintenir celles-ci détendues également et éviter les douleurs. Exécutée après votre routine du soir –

déconnexion de vos écrans, abaissement de la luminosité, respiration consciente, étirements… - ou bien au moment d'une sieste chez vous ou en extérieur, cette posture va amplifier la détente et le relâchement pour vous amener vers le sommeil.

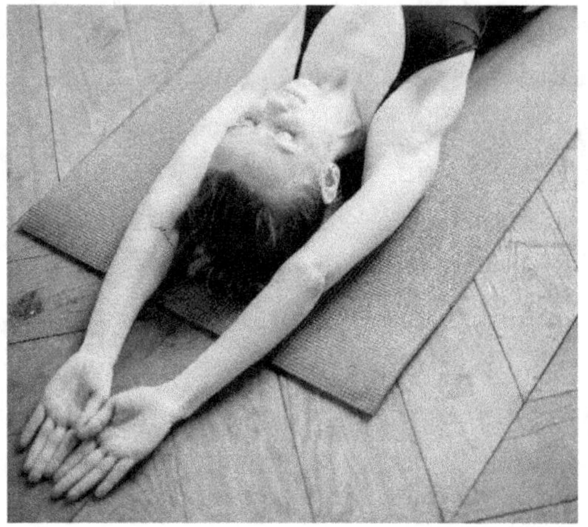

Fig. I

Cette première partie est terminée. Elle était indispensable et préalable, car nous oublions souvent cette base sur laquelle tout repose.

Nous tentons tous de prendre des résolutions éparses, mieux manger, ou faire plus de sport, mieux gérer ses émotions et ses tensions… Des résolutions qui ne tiennent souvent pas très longtemps. D'abord parce que nous négligeons les trois facteurs primordiaux que nous avons vu ici, ainsi que le besoin d'intégrer les choses dans la lenteur et la persévérance. Ensuite, parce que pour la plupart, nous manquons d'une vision d'ensemble de nous-même, claire, complète et découpée pour nous être accessible afin d'y travailler chaque jour. C'est ce à quoi nous allons nous consacrer dans les deuxième et troisième parties.

PARTIE 2

VOS TROIS NIVEAUX

CONCEPT

Ce concept est probablement déjà présent dans votre vie courante, à l'état de notions. Quand vous parlez de corps et d'esprit, vous faites déjà une distinction. Quand vous parlez de cercle vertueux ou vicieux aussi, ces « cercles » qui en réalité illustrent le fait de tourner en boucle sur un ou plusieurs de ces plans, de façon positive ou négative, souvent un mélange des deux d'ailleurs.

Au cours des civilisations, de nombreux arts et traditions ont adopté une représentation compartimentée de l'être humain, pour une meilleure appréhension. Médecine chinoise ou indienne, alchimie… vous pourrez retrouver dans votre vie et vos recherches ce concept sous différentes représentations, et différents termes. Dans cet ouvrage qui se veut être une synthèse adogmatique, cette représentation de notre être est personnalisée. Il s'agit également d'une synthèse de nombreuses philosophies et études à travers le monde et les âges. Nous la représenterons par un schéma très simple, qui va évoluer au fil du livre.

Commencez par représenter votre être, sous la forme de trois niveaux, superposés mais non collés, comme flottants les uns au-dessus des autres. Vous pouvez visualiser chaque niveau comme un espace représentant une dimension de votre être.

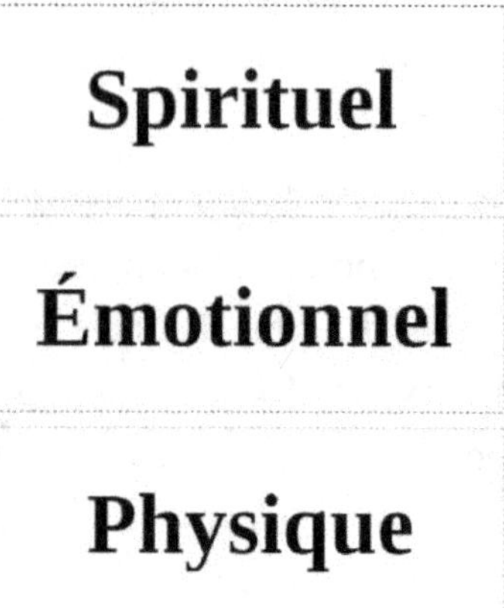

Fig. II.A

Prenez quelques secondes pour vous imprégner de ces trois niveaux. Songez brièvement à ce qu'ils vous évoquent... quel lien vous avez tissé avec chacune de ces parties de vous... si vous vous sentez en harmonie avec, ou déconnectés, et dans quelles proportions, pour quelles raisons...

Les trois niveaux sont encadrés en pointillés sur le schéma, et ce n'est pas un simple choix graphique. Cela représente la porosité de vos trois niveaux, qui émettent et reçoivent de l'information entre eux, mais aussi avec l'extérieur, et cela en permanence. C'est quelque chose que vous avez probablement constaté dans votre vie. Plusieurs exemples. Un mauvais état d'esprit, de mauvaises pensées – on est là à l'étage spirituel – vous rend instable émotionnellement avec vous-même et les autres, cela a donc un impact émotionnel. Lorsque vous vivez une contrariété, que votre humeur est perturbée, par de la colère, ou de la peur – on est là à l'étage émotionnel – il se peut que vous vous sentiez fébrile, que cela vous déclenche des maux de ventre ou de tête, cela a donc un impact sur le physique. Lorsque vous êtes en manque d'activité, sportive ou sociale – on est là sur le plan physique – vous vous créez des stagnations ou des manques, ce qui peut vous rendre irritable ou déprimé, cela a donc un impact émotionnel.

Vous l'avez sans doute déjà compris, ces répercussions ne se font pas seulement d'un plan à son voisin direct, mais ont des chances de se propager sur tous les plans.

La représentation de ces niveaux de façon superposée, dans cet ordre précis, n'est pas un hasard non plus. Vous remarquerez dans votre vie, que vos plans ne sont que ponctuellement impactés directement sur l'émotionnel et le physique. En revanche, l'ensemble des interactions que nous avons avec le monde se traduit sous forme de pensées et d'interprétations, des informations que nous recevons et émettons. Cela impacte de façon quasi continue notre niveau spirituel, et se répercute sur les deux autres. Voilà en partie pourquoi il est en haut du schéma. Nous allons commencer par celui-ci.

LE NIVEAU SPIRITUEL

Le Niveau Spirituel – Synthèse

Quand on vous demande de penser à une spiritualité poussée et remarquable, il est fort probable que vienne à la majorité d'entre vous l'image d'un moine, d'un croyant pur, ou encore d'une personne – qu'il s'agisse d'une personnalité publique ou d'un proche - extrêmement neutre, sereine et bienveillante. Et c'est parfait, parce que c'est de cela dont il s'agit. Alors, le but ici n'est pas de devenir un ermite ascète, encore moins de teinter votre expérience de vie avec des croyances spirituelles, mais de voir ce que représentent cette pureté, cette sérénité, et les faire entrer dans votre vie comme point de départ à votre plus grand bien.

Si le plan spirituel est en haut de votre schéma, ce n'est pas pour rien. En plus d'agir quasiment en continu, il s'agit du plan le plus subtil, le moins matériel, souvent représenté dans les traditions comme la connexion au Ciel. Une fois encore, les représentations peuvent être diverses selon les cultures, nous optons ici pour un choix simple à l'illustration cohérente.

L'espace de clarté - L'espace de traitement

Une chose très importante à comprendre, c'est que votre niveau spirituel représente à la fois votre espace de clarté d'esprit, mais aussi votre espace de transition et de traitement des informations qui y arrivent. À chaque instant, un fragment d'information à traiter peut être porté dans cet espace, ce que l'on appelle généralement la part consciente. Quand vous pensez à quelque chose : par exemple un souvenir, une tâche quotidienne à faire, une pensée instinctive ou de nature biologique comme avoir faim ou ressentir une douleur, etc. Tout le reste de l'information essaie de se résoudre en arrière-plan, comme il est commun de dire, dans votre partie inconsciente.

Notre espèce a cette particularité de facilement se projeter par la pensée, dans le passé comme dans le futur, proche ou lointain. De plus, la progression technologique dans une société mondialisée et la culture de l'instant ont augmenté considérablement le nombre de préoccupations et de tâches à traiter.

Vous commencez sans doute à voir quel est le gros problème pour votre niveau spirituel. Submergé par les préoccupations quotidiennes, additionné au fait que vous vous projetez très facilement dans les souvenirs passés comme dans l'incertitude du futur, votre esprit n'est jamais tranquille. Ce lieu représente votre espace de calme et de clarté, propice à l'apaisement, à sa propre restructuration et à son évolution, ainsi qu'à une acquisition sans encombre de la connaissance de ce monde. Sa fonction de traitement de l'information est essentielle bien sûr, mais si cette fonction n'est pas maîtrisée, votre esprit sera bousculé en permanence par le flot important et quasi continu d'informations. Non seulement vous ne pourrez pas tout traiter correctement, mais en plus cette agitation et cette absence de traitements corrects va se répercuter sur vos deux autres plans – émotionnels et physique – en générant contrariété, tension, fatigue et faiblesse.

Pour vous permettre le retour à un esprit clair et son maintien, l'être humain a développé un mécanisme fabuleux, afin de ramener la paix à son esprit : la méditation. C'est votre pouvoir le plus puissant, et vous n'avez pas besoin d'être pratiquant, ou faire appel à une quelconque croyance ou symbolique pour l'utiliser. C'est une capacité universelle, libre de toute attache ou dogme.

Le Niveau Spirituel – Pratique au quotidien

Avant de parler de méditation, un bref rappel concernant l'état d'esprit, ce premier facteur primordial dont nous avons parlé en première partie. Il entre bien sûr en pleine résonnance avec cet étage spirituel, puisqu'il s'agit de vos intentions appliquées à votre pensée. C'est le bon moment pour vous rappeler que travailler à ce facteur primordial, c'est se libérer des entraves et permettre votre progrès dans tous les domaines et sur tous les plans, quels qu'ils soient.

La simplicité de la méditation

Votre éducation et vos influences ont déjà pu vous amener à prendre connaissance de la méditation, voire à la pratiquer. Elle peut prendre de nombreuses formes selon les techniques enseignées, et nombre d'entre elles font appel à des écoutes, des visualisations, ou à des sonorités prononcées appelées mantras. Si tout cela vous est étranger, l'idée de méditer peut susciter méfiance ou défiance, comme le ferait une pratique obscure et teintée de croyance. Mais il n'en est rien. Et aucun des outils employés dans de nombreuses méthodes ne sont indispensables à votre pratique. Ils peuvent même s'avérer contreproductifs. En effet, votre but est de simplement restaurer votre espace de clarté, de laisser de la place à votre esprit. Pas de chasser un flot de pensée par l'intervention d'éléments ou rituels externes.

Bien que cela puisse sembler paradoxal, c'est dans « *Le livre tibétain de la vie et de la mort* » de Sogyal Rinpoché, bouddhiste, que se trouve une des définitions les plus simple et neutre de ce qu'est la méditation, libre de toute influence religieuse ou essence ésotérique. Dans le chapitre « *Ramener l'esprit en lui-même* », l'auteur raconte justement l'histoire d'un jeune étudiant harcelant son maître pour comprendre clairement la méditation, et comment bien méditer. Tant et si bien que le maître, finit par lui lâcher une réponse concise et définitive : « *Écoute-moi bien, c'est ainsi : quand la pensée précédente est passé et que la pensée future ne s'est pas encore élevée, n'y a-t-il pas là un intervalle ? Eh bien, prolonge-le : c'est cela, la méditation* ».

Libre cours aux pensées sans stimulus externe

Si ce n'est pas toujours facile à mettre en œuvre, il n'y a cependant rien de plus simple. Votre objectif est de vous accorder quelques minutes quotidiennement, pour vous couper de tout stimulus externe. Si pour commencer, vous ressentez un besoin absolu d'être guidé, vous pourrez trouver facilement des applications permettant de méditer quelques minutes sur une bande audio. Un conseil, choisissez les sons ou voix les plus simples possibles, comme des fonds sonores naturels (oiseaux, eau, brise dans les arbres) qui soient peu variés pour éviter de capter votre attention. Mais le mieux, est de suivre une méthode toute simple, qui ne nécessite aucun moyen. Trouvez-vous un moment pour vous mettre au calme dans votre journée. Placez-vous dans un lieu, une pièce, où il n'y a pas de mouvement, et pas de sollicitation externe (humaine ou technologique) pour ne pas être distrait. Adoptez la position qui vous convient, une position confortable limitant les tensions de votre corps. Sur un siège, sur le sol, sur un lit… Laissez alors votre regard se perdre devant vous, sur un décor qui ne soit pas de nature à vous générer des pensées. Détendez-vous, en regardant devant vous, sans rien regarder de précis. C'est là que la méditation commence. Vous ne faites rien de précis, vous êtes détendu, vous vous retrouvez traversé par votre flot de pensée en pleine conscience. À ce moment, vous n'aurez que trois choses très simples à faire pour méditer et profiter de ces bienfais.

Comportements durant la méditation

Le premier, c'est d'appliquer un des principes du premier facteur primordial : adoptez un regard extérieur, apaisé, bienveillant, et sans aucun jugement sur la pensée qui arrive. Vous pensez à quelque chose, développez le réflexe systématique de poser dessus un regard neutre d'acceptation du type : « D'accord, cette pensée me vient ». Et n'y accordez aucune importance, même si la pensée peut véhiculer quelque chose d'émotionnellement fort en temps normal, ou si elle vous paraît étrange ou absurde. Laissez-la, comme si elle se présentait devant vous, et de par votre indifférence, était invitée à repartir comme elle est venue. En faisant cela, vous allez aider à rendre naturel et peu impactant votre flot de pensée.

La seconde chose à faire, c'est d'utiliser le deuxième facteur primordial : prêtez attention à votre respiration. Contrairement aux exercices donnés durant la partie sur la respiration, ici le but n'est pas de la modifier, juste d'en prendre conscience et de l'observer, de sentir l'air entrer dans vos narines, puis en ressortir. Faire cela a plusieurs bénéfices. Cela va vous apaiser. Et le fait de prêter attention à votre respiration va à la fois ralentir le flot de pensées, mais aussi éviter qu'une pensée stagne devant vous. Vous allez ainsi agrandir ce fameux espace de temps entre deux pensées. Voilà, vous pratiquez actuellement la méditation.

La troisième et dernière chose à faire, vous l'avez également vue pour le premier facteur primordial. Quoi qu'il arrive, même si une pensée a trop stagné à votre goût, que certaines vous ont fait réagir émotionnellement, ce n'est pas grave. Si votre flot de pensées est resté trop important selon vous, ou si vous estimez n'avoir pas prêté attention à votre respiration autant que vous l'auriez voulu, ce n'est pas grave non plus. Prenez-le avec légèreté et bienveillance, et chassez la culpabilité ou l'agacement que cela pourrait vous générer. Dites-vous simplement que ce que vous avez accompli est déjà bien, et que vous allez recommencer, tranquillement et humblement, chaque jour.

Cette méditation est vraiment bénéfique au quotidien. Adoptez un temps qui vous semble adapté et ne vous découragera pas. Ne serait-ce que 5 minutes par exemple, pour vous y tenir. Vous pourrez profiter de plus de bénéfices si vous le faites plus longtemps, mais il vaut clairement mieux vous habituer à de courtes sessions tous les jours, que vous faire de longues séances ponctuelles que vous abandonnerez ensuite, faute de temps ou d'envie. Et une fois encore, même si vous avez raté une journée ou deux, ou même si vous avez arrêté quelque temps, ce n'est pas grave. Ce n'est pas une compétition. Il n'y pas d'utilité au jugement, ou à vous dire que cela ne servira à rien parce que vous n'avez pas réussi à être assidu dans le passé. Recommencez, tranquillement, avec motivation mais sans pression toxique, à prendre soin de vous.

Quel que soit votre niveau d'investissement sur votre plan spirituel, il est essentiel d'y accorder une attention particulière. Stimulé quasiment à chaque instant et impactant vos deux autres plans, il représente une part importante de votre pleine santé.

De façon plus consciente chez de nombreuses personnes, il existe une autre partie de vous-même qui est vectrice de bonne ou de mauvaise santé. À cheval entre le non-matériel et le matériel, elle vous anime, et son intensité peut vous terrasser comme vous faire réaliser l'impossible : nous allons maintenant parler de votre niveau émotionnel.

LE NIVEAU ÉMOTIONNEL

Le Niveau Émotionnel – Synthèse

Il est possible que vous ne fassiez pas une distinction nette entre votre niveau spirituel et votre niveau émotionnel. Et pour cause, ce sont deux niveaux que l'on peut détacher du corps physique, et qui sont souvent mélangés dans l'expression commune « Corps et Esprit », au sein du mot « Esprit ». Certaines traditions vont parler d' « Âme », concernant ce niveau émotionnel, et c'est davantage de cela qu'il s'agit. Pour faire la différence, résumez ces deux niveaux comme ceci : le spirituel, c'est votre présence lucide à ce monde et la capacité à traiter de l'information ; l'émotionnel, c'est ce qui vous anime, vous met en mouvement, vous fait ressentir comme projeter vos sensations.

C'est le bon moment pour illustrer à quel point vos trois niveaux communiquent.

Une communication à double sens

Il vous est sans doute facile de vous représenter cette communication dans le sens montant. Vous vivez une expérience de vie physique, qu'elle soit agréable, neutre ou traumatique. Vous allez la ressentir d'une certaine façon, avec des émotions associées. Et cette information est également portée à votre esprit pour être intellectualisée, interprétée et si possible, traitée. Cela dit, la communication n'est pas forcément terminée. Si votre esprit est en mesure de traiter cela sereinement, vous effectuerez des actions en conséquence si nécessaire. L'information sera classée et vous n'y penserez plus. En revanche, si votre esprit ne peut classer l'information, soit parce que ce que vous venez de vivre vous dérange et nécessite un travail sur vous-même, soit parce que votre esprit est saturé d'informations de par votre quotidien, l'information ne sera pas traitée correctement. Votre esprit va renvoyer une communication dans l'autre sens, et vous créer des ressentis. Voire descendre au dernier niveau pour vous créer des troubles physiques. Cela vaut pour le jour même où vous avez vécu cette expérience, comme lorsque vous continuez de planer pendant quelques heures après avoir vécu un bon moment. C'est plus problématique lorsqu'un accrochage verbal avec quelqu'un vous laisse en tension pour au moins une partie de la journée.

De plus, dans le cadre d'un trauma, l'information non classée pourra se manifester de nouveau à de nombreuses reprises, comme un écho. Un événement physique ou émotionnel similaire peut en être à l'origine, que vous soyez capable ou non de faire le lien avec l'ancien trauma. Ou bien, par le simple souvenir de cet événement qui vous revient en tête. Les blessures émotionnelles profondes, comme par exemple la trahison, l'abandon ou encore l'injustice, entrent dans cette catégorie d'information non traitée et non classée. Très mal vécues à l'âge adulte, ces blessures prennent souvent racine dans la petite enfance. Le livre « *Les cinq blessures qui empêchent d'être soi-même* », de Lise Bourbeau, montre à quel point ces blessures peuvent d'ailleurs influer sur notre comportement général, nous créant des « masques » de personnalité. La restimulation de ces informations non traitées peut devenir un enfer. D'où l'intérêt d'éclaircir votre niveau spirituel par la méditation, car vous maîtriserez mieux le flux descendant de communication, apaiserez ces manifestations, prendrez de la distance avec, et donc prendrez déjà soin de votre niveau émotionnel.

La peur, la plus dominatrice des émotions

Les émotions sont importantes et à ne jamais négliger. Elles sont présentes pour vous faire ressentir si ce que vous vivez vous convient ou non. Elles vous signalent ce que vous avez à régler dans votre vie. Plusieurs émotions sont qualifiées de fondamentales, dans le sens où elles sont communes à toutes les populations à travers le globe, quels que soient leur culture ou leur mode de vie. Popularisées notamment par le spécialiste des micro expressions Paul Ekman, la liste s'est allongée au fil des ans avec différentes nuances émotionnelles.

Cependant, la liste la plus réduite et fondamentale en dénombre six :

- La colère
- La tristesse
- La surprise
- La peur
- La joie
- Le dégoût

Nous allons observer les quatre premières pour le moment.

La colère est une émotion extériorisant ce qui est contenu en vous. Elle vous permet de vous libérer de vos émotions en les expulsant, ce qui est salvateur. Cela dit, son potentiel d'agitation est immense. De façon pathologique, quand elle est non maîtrisée, elle peut causer des dégâts nerveux sur vous comme sur la ou les cibles qui font l'objet de votre explosion émotionnelle.

La tristesse, à l'inverse, vous permet d'intérioriser. Elle vous autorise la reconnexion à vous-même pour panser vos blessures. Elle est également un appel de détresse indirect pour attirer une aide extérieure, afin de générer un apaisement et une reconstruction. Son pendant pathologique est plus insidieux, car il peut vous conduire à une forme de renoncement, de dépression, qui vous éteint petit à petit.

La surprise est quant à elle une réaction temporaire, née de l'inattendu (émerveillement, choc, événement perturbant), marquant un vide à combler entre une situation et vos repères intellectuels. Elle vous conduit à approfondir le sujet qui vous a généré cette surprise, pour revenir à un équilibre avec des repères et des solutions. Cela fonctionne pour une problématique vous concernant directement, ou indirectement avec un de vos proches par exemple. Si la résolution n'est pas immédiate, elle peut se transformer en souci, en inquiétude, qui vous met en quête plus longue d'une solution. De façon pathologique, elle peut vous enfermer dans une spirale de ressassement, qui vous amène à des comportements obsessionnels et tyranniques pesants, centrés sur vous ou orientés sur la cible de votre inquiétude.

Ces trois émotions ont pourtant bien souvent comme racine commune une autre émotion : la peur.

La peur de ce que vous interprétez comme un danger ou vous révolte vous fait bouillonner et génère de la colère. La peur de l'abandon ou de ne pas être accepté vous accable et génère de la tristesse. La peur de l'inconnu et de l'absence d'une solution à vos problèmes va vous amener à ressasser et génère du souci, de l'inquiétude.

La peur est sans doute la première et maîtresse des émotions. La peur qui vous a gagné dès la sortie du ventre maternel, due à l'intense douleur de vos alvéoles pulmonaires qui se déploient pour enclencher votre première respiration. Plus capitale encore, la peur latente qui peut accompagner toute votre vie, à partir du moment où vous réalisez, dans vos jeunes années, que la vie possède son temps propre et fini : un jour, vous allez mourir. Et c'est le cas pour toutes les personnes à qui vous tenez.

Le sujet de la mort est souvent lourd quand on l'aborde, comme si l'atmosphère elle-même se chargeait de mort. Il est au contraire libératoire. Dans notre société harmonisée et aseptisée, on préfère ne pas regarder notre propre mort en face. Le parallèle peut être fait avec notre société qui préfère détourner le regard de la mort annoncée de notre modèle de vie et de notre économie basée sur la dette. Quand on se refuse à la difficulté et au changement, quand l'antidouleur et l'artifice deviennent un réflexe et une habitude plutôt qu'une béquille d'urgence permettant une profonde purification et un sage avancement, il faut s'attendre à un cheminement terne, de déclin, jusqu'à une fin pourtant tout aussi inexorable et finalement bien plus douloureuse.

Évitez cela pour votre vie. La peur, et celle de la mort notamment, est une émotion primordiale liée à notre survie et notre évolution. C'est votre propre mécanisme d'alerte. C'est la plus importante des notions à conscientiser et accepter. Votre vie est éphémère, vos jours sont comptés. Ne pas l'accepter, ou ne pas vouloir regarder cette réalité en face, c'est vivre la plus grande et la plus constante des peurs. Agissant de façon sournoise, elle va se répercuter sur toutes les peurs secondaires, en les créant ou en les amplifiant : peur relationnelle, peur de la différence, peur de dangers hypothétiques (agression, catastrophe naturelle…).

Ignorer la peur, c'est lui permettre de grandir, de se cristalliser, et de vous paralyser. La considérer, c'est vous permettre de vous transformer et de vous accomplir.

Le Niveau Émotionnel – Pratique au quotidien

Bien qu'étant jugées capitales et mises en avant dans certaines thérapeutiques, nombre de nos semblables ne traitent pas leurs émotions. En particulier si vous vous êtes construit dans une société et un quotidien bouillonnant de petites occupations et distractions, il est possible que vous fassiez tout pour chasser une émotion en portant votre attention sur autre chose, une activité extérieure, la consultation de vos outils technologiques (téléphone, ordinateur…). On n'aime pas avoir affaire à nos émotions, et de la même façon qu'on prendrait un médicament pour éviter d'avoir mal quelque part, on détourne l'attention pour oublier de ressentir une émotion qu'on qualifie de désagréable. En faisant cela, vous refoulez votre émotion dans un coin, mais elle n'est pas traitée pour autant. Surtout, sa manifestation prolongée est pathologique, elle vous blesse.

Les cinq phases du deuil

Le premier conseil, avant même de tenter de traiter quoi que ce soit, est celui-ci : considérez et acceptez vos émotions. Quelles qu'elles soient, même si elles vous paraissent disproportionnées, trop douloureuses, violentes ou indignes moralement. Acceptez-les, comme votre condition humaine, imparfaites. Ne pas le faire, c'est être bloqué dans le déni. Le processus est assez similaire à celui du deuil finalement.[5]

La psychiatre Elisabeth Kübler-Ross, spécialisée en soins aux personnes en fin de vie, a modélisé les cinq phases du deuil : déni, colère, marchandage, dépression, acceptation. Toute personne en vit généralement au moins deux, et peut sauter ou régresser de l'une à l'autre. Mais vous pouvez constater malgré tout une progression entre le déni, qui est un refus complet de la réalité en cours, et l'acception, qui permet d'intégrer cette réalité pour aller de l'avant.

Aussi difficile que soit cet exercice, prenez l'habitude de l'appliquer à toutes vos peurs. Portez-les à votre conscience pour commencer à les traiter, et ne pas rester dans la phase de déni.

Puis, réalisez les conseils suivants.

Évacuer l'émotion par l'esprit

Pour gérer l'émotion par l'esprit, c'est très simple. Reprenez l'exercice de méditation en vous focalisant sur l'air que vous respirez. Puis, sélectionnez la pensée correspondant à l'émotion qui vous gêne. Pensez à ce qui la

---

[5] Le terme "deuil" s'entend ici au sens large, et évoque un bouleversement important : décès d'un proche, mais aussi deuil d'une relation par séparation ou rupture de contact (amour, amitié, parenté), ou deuil d'une situation (changement de maison, de région, de travail...).

déclenche, et, posez-vous la question de savoir si vous vous y accrochez, avec de la colère, de la rancœur, de la tristesse… Réalisez alors comme ce poids est lourd, et à quel point cela vous ponctionne de l'énergie, vous empoisonne et vous emprisonne. Continuez de respirer calmement, et avec beaucoup d'amour, convainquez-vous de le lâcher, en vous disant mentalement que le jeu n'en vaut jamais la peine. Dites-vous que vous le faites pour vous, pour vous réattribuer cette part d'énergie, et que vous serez bien plus heureux et léger sans ce poids.

Une méthode complémentaire, très utile sur de nombreuses activités, est d'utiliser un carnet de notes dédié à cela. Notez vos réflexions très brièvement, sans les intellectualiser de trop, en cherchant la ou les sources de l'émotion. Une fois que vous êtes remontés au plus haut degré de cause que vous pouvez, notez une ou plusieurs actions correctives auxquelles vous pensez. Même si ce n'est pas faisable, réfléchissez et notez ce que vous pourriez modifier dans votre vie pour que ces émotions ne surviennent plus, ou moins. Et c'est tout. Comme ce sera toujours le cas avec ces carnets, l'objectif n'est pas de tenir un journal intime, mais bien de se décharger d'un poids mental par une action, qui est ici de coucher sur papier ce qui vous pèse.

Faisons un aparté ici, sur une notion assez répandue quand une émotion pathologique concerne quelque chose qu'une autre personne vous a fait subir, et à qui vous en voulez : le pardon.

Le conseil est le suivant : ne vous obligez à rien. Derrière cette conception grande et nécessaire du pardon, on peut y trouver beaucoup d'ego. Mais il y a pire. Ce préjugé de pardon obligatoire et forcé pour passer à autre chose peut vous bloquer vicieusement dans un stade de déni. Vous pourriez vous convaincre que vous avez pardonné et que tout va bien quand bien même ce serait faux, et dans ce cas cela vous empêcherait d'avancer. Vous n'êtes pas au-dessus des mortels, le pardon n'est qu'une option de votre condition humaine, en fonction de ce que vous avez vécu et ce que vous ressentez. Un préjudice que vous avez subi peut être impardonnable selon vos codes moraux, sans que cela ne vous empêche d'évacuer tout ressentiment et de passer à autre chose. Si vous pardonnez, très bien. Si vous ne pardonnez pas, très bien aussi : ce qui compte, c'est que vous acceptiez ce que vous ressentez, pour aller de l'avant et dissiper la tension émotionnelle qui vous pèse.

Évacuer l'émotion par le corps

Il est également possible d'évacuer une tension émotionnelle par le physique. C'est un fait que nombre d'entre vous avez probablement déjà expérimenté. Dans certaines thérapeutiques très attentives aux notions de résonance, comme en Médecine Chinoise, les liens entre émotions, mouvements et états, sont naturels. Selon l'émotion que vous ressentez, adoptez une attitude en conséquence.

La colère est une énergie d'agitation et de pression contenue, qui se déploie vers l'extérieur. C'est la plus identifiable, et vous savez sans doute déjà quoi faire : elle a besoin d'être expulsée, exprimée. Si vous êtes en colère, défoulez-vous sainement. Parlez à quelqu'un, allez marcher, courez, faites un peu de sport. La colère, il faut la faire circuler et sortir.

La tristesse est au contraire une énergie d'intériorisation, qui possède peu de pression. Elle a besoin de ne pas être brusquée ou mise en résistance, et doit être considérée. Si vous vous sentez attristé, restez au contraire au calme, cela peut être en intérieur comme en extérieur. Vous pouvez adopter une marche lente ou rester dans une position détendue, et vous focaliser dans tous les cas sur votre respiration. Permettez-vous de pleurer si cela vous vient, et acceptez de demander et de recevoir le réconfort ou le contact d'un proche. La tristesse, il faut lui permettre de s'écouler.

La peur est un état lié à la profondeur de votre être. Si elle n'est pas en mesure d'être affrontée, fuyez-là au moins temporairement pour trouver une solution ultérieure. La peur nécessite de vous placer dans un état physique apaisant et réconfortant, qui vous est propre. Cela peut être un lieu que vous affectionnez particulièrement, des vêtements chauds, quelque chose que vous aimez manger ou boire, ou encore la présence de quelqu'un qui vous rassure. Grande consommatrice d'énergie, une des meilleures choses à faire si vous y arrivez est de dormir pour récupérer. Puis, de travailler à la désamorcer.

Lorsque vous êtes émotionnellement stable, si votre peur ne concerne pas d'un danger réel et objectif – c'est-à-dire que vous faites face à une phobie ou une crainte sociale irrationnelle qui vous est propre - il faut vous y exposer graduellement et de façon répétée. Ceci pour générer un nouveau schéma en vous qui relativise la notion de danger, et va dissoudre progressivement cette peur. La peur, il faut l'apaiser, puis la confronter progressivement et régulièrement pour la dissoudre.

La surexcitation est également un état, dérivé pathologique de la joie. Vous pouvez la rencontrer chez les enfants car ils apprennent encore à canaliser leur joie. Vous pouvez également en être le sujet, lors d'événements joyeux intenses dans votre propre vie ou par procuration selon vos passions (concert de musique, rencontre sportive…). De courte durée, elle n'est en général pas gênante. Si elle dure, elle est également très stimulante sur le système cardiaque comme la colère. L'attitude à adopter est cependant complètement opposée. Si vous êtes victime d'une surexcitation qui dure et vous affaiblit, posez-vous et ne faites plus rien qui puisse vous stimuler. Revenez aux exercices de respiration ou de méditation par exemple. La surexcitation, il faut la laisser s'évaporer.

Enfin, si vous êtes en proie à une grande inquiétude, au ressassement, vous devrez faire exception en cherchant à décrocher au plus vite de votre émotion, car elle a la particularité justement de vous faire tourner en boucle. Détournez cette fois-ci votre attention, en exerçant une activité qui vous convient : méditez, écoutez de la musique ou des sons apaisants, ou encore quittez l'endroit où vous êtes (surtout si c'est un lieu où vous ressassez beaucoup) pour vous changer les idées.

L'écoute de son mal-être – Désamorcer par le rire

Voici un dernier exercice simple à faire entrer dans votre quotidien. Il est similaire à l'exercice de méditation, et vous n'aurez pas à intellectualiser quoi que ce soit. Il est intéressant à pratiquer en prévention, sans avoir besoin de cibler mentalement une émotion.

Placez-vous en position assise, détendu. Fermez les yeux, et laissez-vous vagabonder à l'intérieur de votre corps. Naturellement, guidez-vous vers vos tensions, vos lourdeurs, vos blocages. Là où vous vous sentez moins bien. Lorsque vous identifiez une zone contrariée, sans vous y accrocher, faites preuve de beaucoup de bienveillance et d'amour, et souhaitez la levée de ces tensions. Ne vous impatientez pas, placez-vous simplement dans un état de paix, que vous pouvez déclencher ou amplifier en repensant quelques secondes à un très beau moment que vous avez vécu. Et revenez à vos tensions, à vos lourdeurs, et souhaitez le plus sainement du monde qu'elles vous abandonnent. Vous pouvez également placer la paume de vos mains sur cette zone, sans autre action. Cet exercice, très simple, n'a rien de mystique. Vous êtes simplement en train de vous occuper directement de votre niveau émotionnel, sans passer par vos niveaux spirituel ou corporel, comme vous réaliseriez un exercice d'étirement physique ou de massage quand vous vous occupez de votre corps.

De façon indirecte, le rire est une arme très efficace pour vous libérer de vos tensions. Sachez faire preuve de dérision et d'autodérision. Cela peut vous délester de nombreux poids. Entourez-vous de personnes qui sont également capables de légèreté, avec qui vous pouvez rire et passer de bons moments, sans penser au lendemain. Enfin, si les moments de rires spontanés avec vos proches ne se contrôlent pas, vous pouvez très bien ritualiser des moments de rire réguliers voire quotidiens grâce aux humoristes. C'est la raison d'être de leur magnifique métier. Les nombreux supports de diffusion, notamment grâce à Internet, vous permettent de l'utiliser comme thérapie. En lisant ou visionnant des chroniques humoristiques, en écoutant ou réécoutant des sketchs. Le rire est un outil puissant pour votre santé. Il fait baisser votre stress et vos peurs, et vous fait basculer dans un état plus positif, meilleur pour votre santé. Faites-lui volontairement de la place dans votre vie.

Pour résumer, vos émotions sont l'expression de qui vous êtes, ce que vous émettez au monde et ce qui vous fait réagir. Si vous ressentez une émotion excessive ou récurrente, c'est un moyen de communication de votre être qui met en lumière une altération et permet une considération pour un retour futur à la normale. Mais c'est aussi une opportunité d'évoluer. La prendre en compte, l'accepter, vous permet d'avancer. De savoir ce qui vous fait réagir ; ce que vous voulez, ce que vous ne voulez pas ou plus, ce dont vous avez besoin, et ce à quoi vous devez travailler pour évoluer. Un bon indicateur est que plus il est difficile de gérer une émotion générée par le même type de situation (et plus cela vous fait réagir), plus vous êtes au cœur de ce que vous avez besoin de travailler et de changer en vous pour évoluer vers plus de sérénité. Bien sûr, en plus de prendre soin de votre santé, cet étage émotionnel, la flamme qui vous anime, vous permet aussi de comprendre quels sont vos buts de vie, quel est votre chemin. Nous verrons plus loin dans le livre comment vous y aider.

Une dernière précision concernant la joie, émotion qui mêle amour et bienveillance. Une erreur à ne pas commettre est de vous l'imposer en permanence, dans un dicton « *Tout est beau, tout est parfait* ». C'est une forme de déni. D'une part, tout n'est objectivement pas parfait. L'imperfection, c'est la condition même de l'évolution des espèces, c'est la nécessité de s'adapter à un environnement contraignant. D'autre part, l'imposition de la joie et d'une répétition du mantra « *Tout va très bien* » peut refouler vos autres émotions, qui ne seront pas traitées au profit d'une joie tyrannique. Le film d'animation « *Vice-versa* » illustre très bien les conséquences lourdes que ce comportement peut avoir.

C'est le travail sur vous-même, la libération de vos peurs et le changement de votre regard sur le monde qui vous amène à le voir d'une belle façon, tel qu'il est. Pas un dogme de la positivité et le déni de réalité.

N'oubliez pas non plus de prendre en compte votre état de forme actuel, qui peut compter pour beaucoup dans ce que vous ressentez. En effet, une situation de vie difficile, une méforme passagère, ou ne serait-ce que la fin d'une journée bien chargée peut suffire à l'amplification de vos réactions. Voire en être à l'origine.

Passons désormais au troisième niveau, le plus matériel et le plus identifiable : le niveau physique.

LE NIVEAU PHYSIQUE

Le Niveau Physique – Synthèse

Une dépendance à deux principes

Votre corps est un ensemble organisé extraordinaire. Pour vous le faire entrevoir de manière simple et synthétique, vous êtes constitués de milliards de microorganismes : cellules, virus, bactéries... Ceux-ci coexistent et échangent de l'information : chimique, fragments de code génétique, ondes électromagnétiques… Tout cela à travers des structures plus complexes que sont les tissus, organes et viscères. Le tout au sein de cette entité structurée qu'est votre corps, programmé pour maintenir son existence et perpétuer la vie.

D'abord par le métabolisme, qui est la capacité de créer des réactions chimiques.

Ensuite par l'homéostasie, un terme représentant l'ensemble des réactions de votre corps à votre profit pour toujours tendre vers votre équilibre de santé le plus stable qu'il puisse atteindre avec ses capacités de l'instant présent.

Enfin, par la capacité de produire des cellules nouvelles et celle de spécialiser des cellules pour leur faire remplir une fonction particulière, afin de vous maintenir en vie et de procréer.[6]

Ce qui est important à retenir, c'est que tous ces mécanismes reposent sur deux principes complémentaires qui sont ceux de toute particule existante dans l'univers. Premièrement la réactivité, qui est le fait de réagir à un stimulus pour déclencher une action. Et deuxièmement le mouvement, qui permet à tout élément de se diffuser et de rencontrer d'autres éléments pour générer de nouveau une réaction.[7] À votre échelle d'individu entier et conscient, vous êtes physiquement l'agencement de ces milliards de particules, et êtes également dépendant de ces deux principes. Pour maintenir et améliorer votre santé, la base est de vous stimuler, et de vous mettre en mouvement. Il vous

---

[6] A Dictionnary of Biology (Oxford Quick Reference), Robert Hine

[7] La compréhension actuelle de notre monde repose sur quatre forces fondamentales. La force nucléaire forte, la force électromagnétique, et la force nucléaire faible, expliquent le fonctionnement de la matière à l'échelle des particules qui la constitue, par des fusions, désintégrations, et jeux de liaison, d'attraction et de répulsion au gré des déplacements et rencontres de ces particules. La dernière force, la gravitation, est depuis les travaux d'Albert Einstein davantage vue comme une déformation de l'espace et du temps autour de tout corps dans sa direction. L'intensité de la déformation étant proportionnelle à la masse du corps, les objets autour se trouvent accélérés en suivant cette courbure, un peu comme ils seraient naturellement entraînés dans les rapides d'une rivière.

est indispensable de solliciter votre corps et d'avoir une activité physique régulière.

Les ravages de la sédentarité

Il est estimé nécessaire de nos jours d'exercer une activité physique quotidienne dite d'intensité modérée, c'est-à-dire de nature à vous provoquer un léger essoufflement. L'exercice le plus commun est la marche rapide, sur une durée minimale de 20 à 30 minutes. En 2020, la Société Européenne de Cardiologie (ESC) recommande « *au moins 150 minutes d'exercice modéré ou d'endurance chaque semaine* », étant préférable « *qu'il y ait de l'activité physique chaque jour* ». [8] Beaucoup de personnes au rythme de vie routinier peuvent déjà faire le constat qu'elles en sont loin.

De plus, la sédentarité – traduite dans nos sociétés par l'absence d'activité physique régulière, couplée à la présence de positions stagnantes (assise face à un bureau et un écran, semi-allongée ou allongée sur un fauteuil ou un canapé par exemple…) - est responsable de plusieurs millions de morts dans le monde chaque année.[9] Même s'il convient de prendre toute estimation de façon relative, la comparaison

---

[8] Site francais.medscape.com, ESC2020.
« *Nouvelles recommandations cardiologie et sport : focus sur les sujets sains avec ou sans facteurs de risque CV* ».
[9] Site who.int. « *La sédentarité, une cause majeure de maladies et d'incapacités* »

peut être faite avec les chiffres de décès occasionnés par le tabac. La grande différence, c'est que nous sommes en général moins conscients des dégâts que nous occasionnons sur notre corps par la sédentarité, que par le tabagisme ou une mauvaise alimentation par exemple. Pourtant, cette sédentarité se fait sans difficulté sa place dans les grandes causes de décès liées à notre hygiène de vie. Clairement, la sédentarité prolongée, c'est un raccourci vers la mort.

L'activité physique est essentielle pour la bonne circulation des liquides dans le corps, l'oxygénation du cerveau et des tissus, la stimulation des organes et tissus fonctionnant de façon autonome. Pont entre la matière (votre corps), et ce qui l'anime et la perçoit (votre émotionnel et votre esprit), elle est également un allié puissant pour vous décharger de vos tensions émotionnelles et vous alléger l'esprit. Vous avez besoin de mouvement. Prendre le soin d'une activité physique régulière, c'est prendre soin de votre corps mais aussi d'apporter une sérieuse aide à vos niveaux émotionnel et spirituel.

Avant de passer à la pratique au quotidien, adoptez l'attitude suivante : prenez les conseils et exercices comme une indication, à avoir en conscience. Chaque individu est différent, il est nécessaire de ne pas être rigide sur ses objectifs sportifs. Il faut moduler vos efforts en fonction de votre capacité d'adaptation. En restant dans une juste moyenne. Sans sollicitation suffisante, votre corps ira vers l'atrophie et la diminution de vos fonctions y compris vitales ; mais avec une sollicitation trop grande pour vos capacités actuelles, votre corps ira vers la saturation et la rupture. Il y a un besoin d'écoute et de profonde acceptation de votre corps et de ses limites, d'où l'intérêt d'avoir étudié vos niveaux spirituel et émotionnel, et de les considérer. Le besoin de solliciter votre corps est vital. Mettez-vous donc au défi, en calibrant des exercices à votre mesure, et essayez, au fil des semaines, de pousser le défi légèrement plus loin.

Ce conseil est d'ailleurs valable pour l'ensemble de ce que vous entreprenez, que ce soit au niveau spirituel ou émotionnel, dans votre alimentation, comme dans vos projets de vie. Souvenez-vous du tout premier conseil : pas à pas, avec patience, en vous accordant le temps d'évoluer.

Le Niveau Physique – Pratique au quotidien

Solliciter la perception de son propre corps

AVERTISSEMENT : Concernant les massages et toute autre forme d'exercice physique, veillez à consulter votre médecin au préalable, afin de vous assurer de ne pas avoir de contre-indication à ces pratiques. Particulièrement en cas de troubles cardiaques, problèmes de circulation veineuse, formation de caillots ou tumeurs... Pour les femmes enceintes, il vous est nécessaire d'encadrer votre pratique sportive et de massage par des professionnels de santé, et/ou de vous faire former à des techniques personnelles adaptées.

Premièrement, il vous faut maintenir votre connexion à votre propre corps. Cela paraît évident, mais combien sommes-nous, pris par un rythme de vie effréné, à le négliger et à nous comporter avec lui comme un tyran ?

Pour y remédier, prenez les habitudes suivantes : étirements, massages, et proprioception.

Cela commence le matin, dès le réveil. Avant de faire quoi que ce soit d'autre dans votre journée, pensez à vous étirer, très lentement, en sollicitant toutes les parties de votre corps. Vous revenez de plusieurs heures de sommeil, dont des phases de sommeil paradoxal, qui coupent volontairement le contact entre votre activité cérébrale (phase active de rêves) et la quasi-totalité de vos muscles. C'est un réflexe qui vous permet de reprendre contact avec votre corps en douceur, sans lui imposer une stimulation brutale par un lever immédiat, ou la consultation d'un écran lumineux.

Toujours allongé ou en position assise, vous pouvez mettre ensuite en pratique les actions suivantes, afin de réveiller vos muscles, stimuler votre circulation sanguine, mettre en mouvement la lymphe. Avec la pulpe du pouce, massez-vous les muscles en bordure de votre autre main en aller-retour (Fig II.B), puis la paume de votre autre main en décrivant des cercles. Massez ensuite les espaces entre vos métacarpes (os de la main) en aller-retour de chaque côté de la main (Fig. II.C). Puis, faites des rotations avec les articulations de vos poignets, en utilisant la même gestuelle que lorsque vous vous lavez les mains, et que votre poignet tourne dans la paume de votre autre main. Ensuite, attrapez votre avant-bras en bracelet avec l'autre main et déplacez-vous sur sa longueur en aller-retour pour le masser.

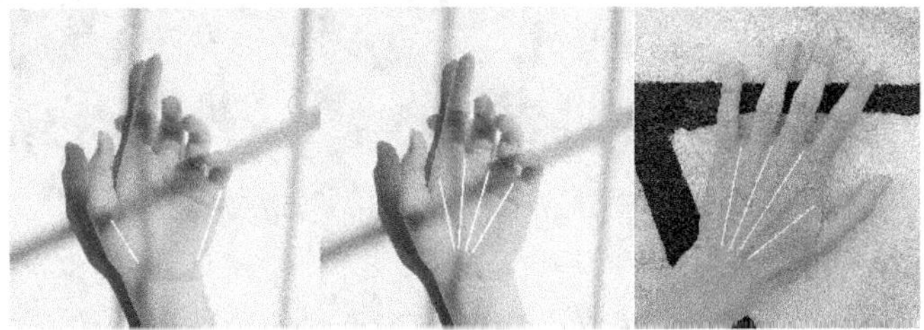

Fig. II.B et II.C

Passez ensuite au bas du corps. Prenez successivement chacun de vos pieds entre les paumes de vos mains, et massez en aller-retour ses deux faces. Puis, mobilisez vos chevilles, en faisant faire des rotations à vos pieds. Enfin, avec l'extrémité de votre pouce ou de vos autres doigts, massez vos jambes en suivant des lignes en aller-retour : une ligne en suivant le creux de chaque côté de votre tibia (l'os que vous sentez devant votre jambe) (Fig. II.D), une ligne sur chaque côté de la jambe (Fig. II.E), et une ligne derrière la jambe (Fig. II.F).

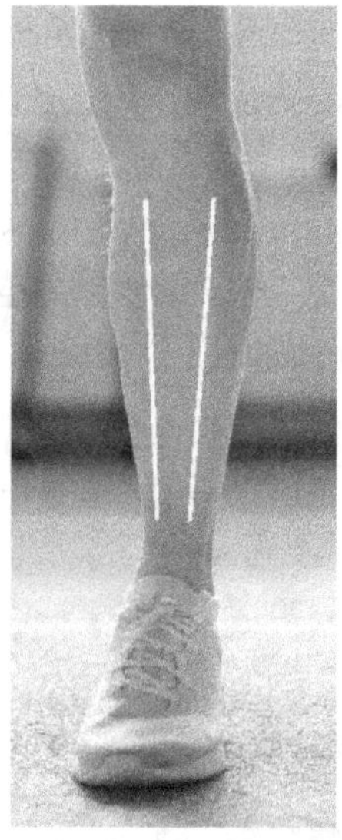
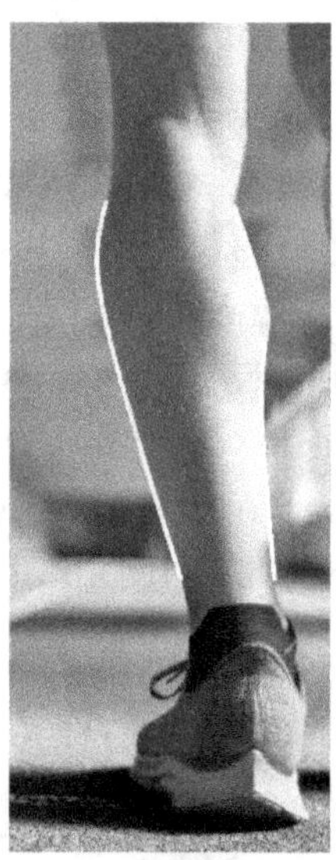
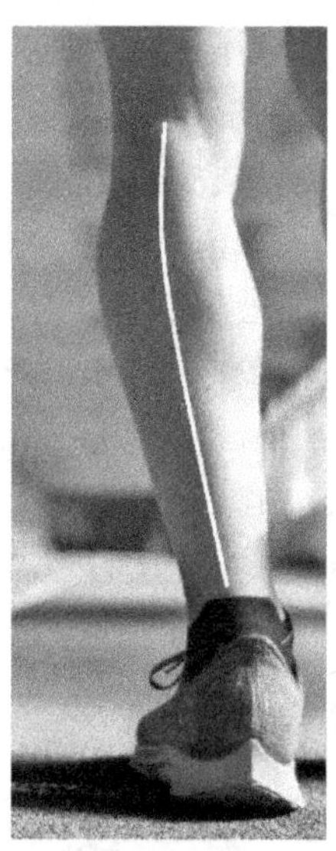

| Fig. II.3.c | Fig. II.3.d | Fig. II.F |

En position allongée, massez-vous ensuite sous les côtes, en partant de votre estomac jusque sur vos flans (Fig II.G). Puis, massez-vous le ventre en tournant autour de votre nombril. Enfin, en posture debout, massez-vous la moitié inférieure du dos pour réchauffer vos muscles et vos reins, de chaque côté de la colonne vertébrale, à l'aide de vos doigts (côté paume de la main) ou bien de vos poings (côté dos de la main) selon ce qui vous est le plus confortable (Fig. II.H).

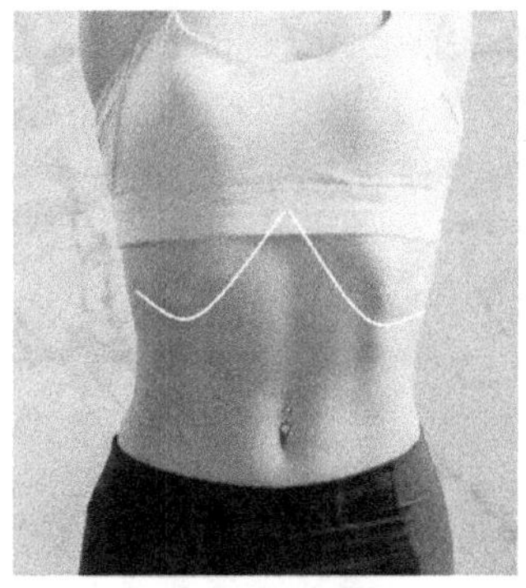

Fig II.G

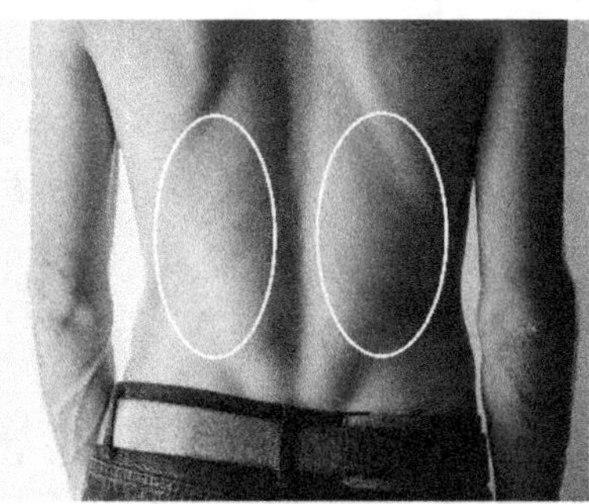

Fig. II.H

Soit durant votre routine matinale, soit à un autre moment de la journée, il est très intéressant de faire entrer dans votre quotidien une pratique stimulant votre proprioception. La proprioception représente votre capacité à percevoir les différentes parties de votre corps et leur position. Elle contribue à la finesse et la précision de vos mouvements ainsi qu'à votre équilibre, et renforce votre musculature profonde. Vous pouvez la pratiquer directement avec des exercices libres, consistant simplement à adopter de lents changements de posture : vous pencher, vous baisser, vous mettre sur la pointe des pieds, vous tenir sur une seule jambe, fermer les yeux… Vous pouvez combiner plusieurs de ces éléments, selon votre aisance et vos progrès, pendant quelques minutes, l'objectif étant de ressentir votre corps et maintenir son équilibre.

Comme ces indications sont très larges et peuvent vous amener à manquer de rigueur ou de cadre dans vos exercices, vous pouvez opter pour la pratique d'une activité d'arts martiaux interne, ou de gymnastique dite lente, car elles sont tout à fait appropriées pour développer votre proprioception et votre musculature profonde : Tai Chi, Pilates, ou encore Yoga, en sont des exemples, et vous fourniront une structure de travail si celle-ci vous est plus agréable ou nécessaire.

Pour terminer, il existe un exercice d'étirement très simple que vous connaissez sûrement déjà : l'étirement lent de votre chaîne postérieure. Commencez par étirer spécifiquement vos membres inférieurs, en posture au sol, ou debout avec l'aide d'un support horizontal à hauteur de vos hanches (Fig. II.I). Puis, placez-vous vous debout, droit. Commencez par détendre votre cou et votre nuque, en faisant lentement rouler votre tête en cercle sur vos épaules, le haut de votre dos et de votre poitrine, plusieurs fois dans un sens, puis dans l'autre. Ensuite, descendez très lentement les bras et la tête vers le bas dans une tentative de toucher vos pieds ou le sol, jusqu'au niveau le plus pas qui vous est possible, sans forcer (Fig. II.J). Puis, restez quelques dizaines de secondes dans cette position, en prenant le temps de respirer, et de constater les millimètres que vous pouvez gagner en direction du sol lorsque vous expirez. Après ces quelques dizaines de secondes, prenez le temps de vous redresser dans la plus grande lenteur possible, pour observer la détente occasionnée. Cet exercice permet d'étirer en douceur tous les muscles et tissus interconnectés depuis le crâne jusqu'à vos talons, en passant par ceux de votre dos, liés à votre colonne vertébrale. Il vous permet de vous décharger physiquement et nerveusement de l'intensité de votre journée, tout en préparant votre sommeil. Pour cette raison, il est intéressant à exécuter plutôt le soir, peu de temps avant de vous coucher, ou bien pour préparer un moment de calme dans votre journée.

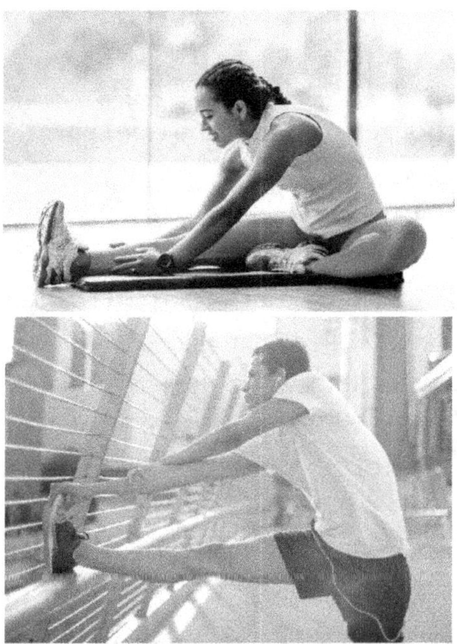

Fig. II. I

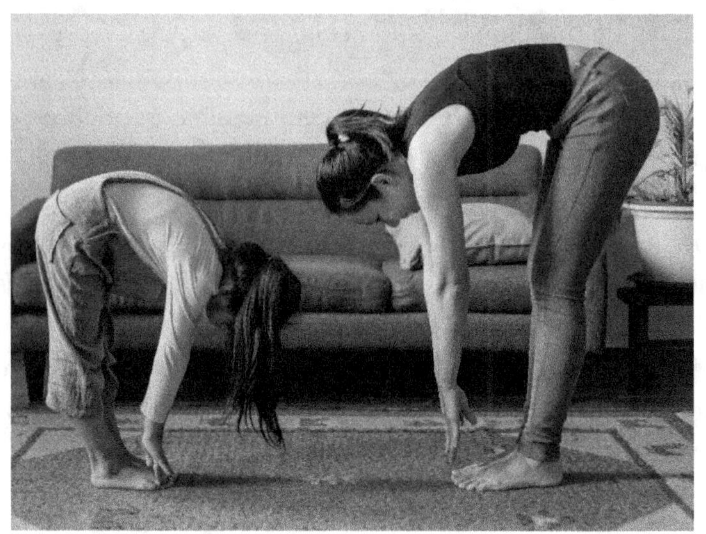

Fig. II.J

Stimuler et Bouger, par la marche et le sport

La première pratique, indispensable, est d'effectuer environ 20 à 30 minutes de marche quotidienne. Elles doivent se faire hors cadre de travail ou de déplacement pour démarches personnelles et familiales. Dans un cadre le plus naturel possible (forêt, bord de mer, parc, zone avec verdure), avec un rythme de nature à vous provoquer un léger essoufflement. Si votre travail vous fait déjà beaucoup vous déplacer et vous fatigue, optez pour une marche beaucoup plus lente en fin de journée, de nature à préparer votre soirée et votre sommeil. Ou une activité très douce en piscine si vous le pouvez. L'important est d'atteindre et maintenir cette durée minimale de 30 minutes quotidienne.

La seconde pratique est de vous constituer vos sessions de sport à votre convenance, à raison de 3 fois par semaine. Bien sûr, la démarche pourrait se résumer à trouver un bon coach sportif et une salle de sport bien équipée. Les explications et exercices qui suivent s'adressent plutôt aux personnes souhaitant pratiquer à la maison ou en lieu public de façon autonome, avec très peu de matériel à disposition.

Accordez-vous des séances d'une à deux heures. En tenant compte d'un échauffement articulaire et musculaire d'un quart d'heure avant de commencer la séance, et un quart d'heure d'étirements lents en fin de séance. Et espacez d'une journée minimum deux de vos séances. C'est le repos qui vous donne le bénéfice de votre séance, permettant à cotre corps d'intégrer les informations reçues durant la séance pour déclencher une adaptation (prise de masse musculaire, amélioration de l'équilibre ou de l'endurance…).

Il est globalement recommandé de travailler sur un axe précis pour vous développer, et ne pas vous disperser à faire des exercices trop différents. Vous avez plusieurs axes :
-    Celui du réflexe, de la vitesse, de l'explosivité.
-    Celui de la force, de la prise de masse musculaire.
-    Celui de l'équilibre et du travail musculaire profond
-    Celui du gainage, de l'endurance.

Les deux derniers axes sont très liés.

Vous pouvez tout à fait changer d'axe de travail d'une séance à l'autre. Vous avez également la possibilité de prendre le temps et faire preuve de patience, sur plusieurs séances, plusieurs semaines, de travailler le même axe afin de générer des évolutions significatives. Par exemple, accordez une séance au travail du haut du corps (bras et épaules) sur un axe précis. La séance suivante, accordez une séance au travail du bas du corps sur ce même axe. Puis, une troisième séance pour la partie centrale (abdominale et dorsale) encore sur ce même axe.

Une fois ces précisions apportées, les objectifs à atteindre vous appartiennent et sont propres à chaque individu, bien entendu.

Quelques indications sur le type d'exercice associé à chaque axe de travail.

Pour une séance dédiée aux réflexes, à la vitesse, à l'explosivité, privilégiez les séries de mouvements rapides, répétés peu de fois, jusqu'à 10 fois maximum. Entre chaque série, marquez un repos significatif, entre 2 et 3 minutes.

Pour le haut du corps, vous pouvez par exemple réaliser un exercice de pompes avec un léger saut des mains à l'extension (Fig. II.K), et un exercice de tractions (Fig II.L). Pour le centre du corps, vous pouvez effectuer des abdominaux (Fig II.M), et travailler les dorsaux simplement en vous allongeant sur le ventre et en décollant légèrement vos bras et vos jambes du sol (posture dite du superman).

Pour le bas du corps, vous pouvez réaliser des squats avec un petit saut à l'extension (Fig. II.N).

Ces mouvements seront exécutés avec énergie, rapidité, tonus.

Pour une séance dédiée à la force, à la prise de masse musculaire, privilégiez les séries de mouvements lents. Vous pouvez reprendre les mêmes exercices que pour le développement de l'explosivité, mais en exécutant les mouvements lentement. Notez que dans ce cas les pompes et squat se font sans effectuer de saut en fin de mouvement. Cette fois, vous pouvez répéter davantage le mouvement dans une série. 15 à 25 répétitions du mouvement sont appropriées. Toujours, marquez un repos significatif entre deux séries, entre 2 et 3 minutes.

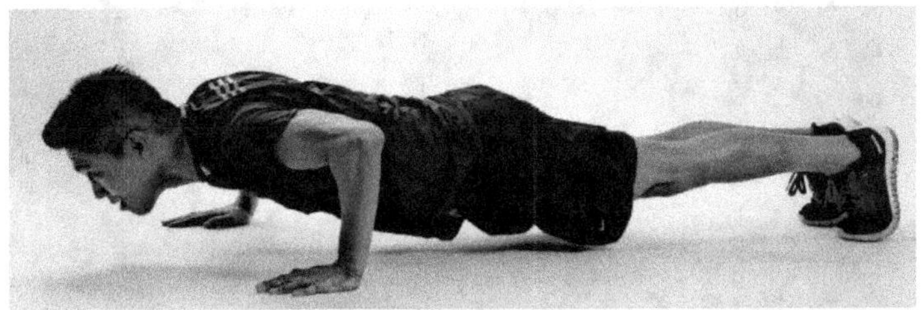

Fig. II.K

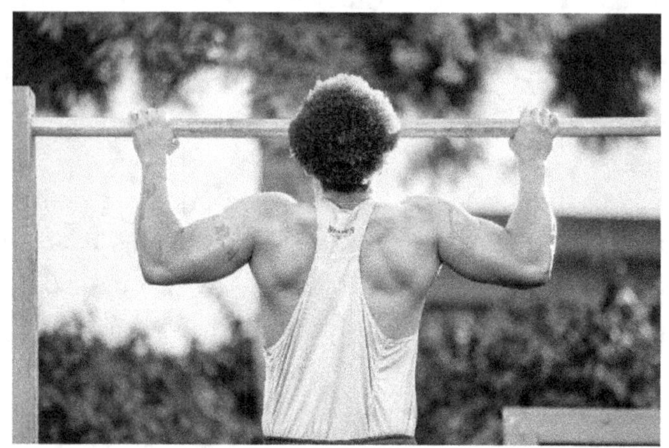

Fig. II.L

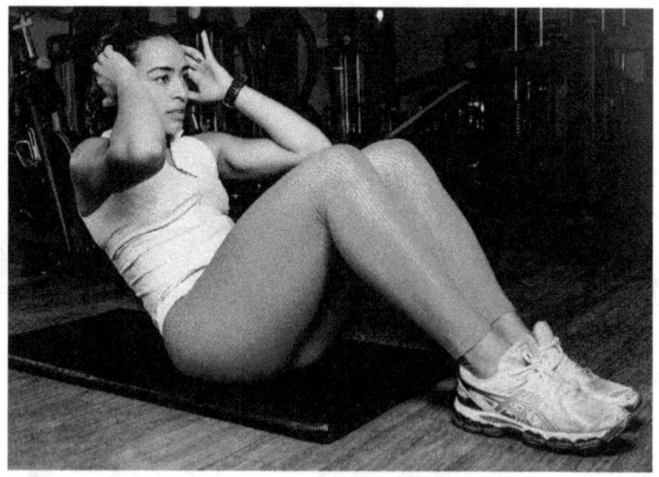

Fig. II.M

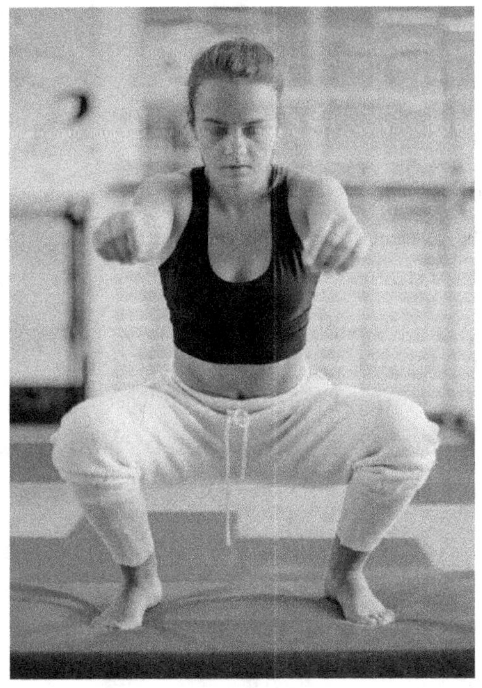

Fig. II.N

Pour une séance dédiée à l'équilibre, au travail musculaire profond, vous consacrerez votre séance à des postures partagées entre stabilité et mouvements extrêmement lents. Comme abordé précédemment, les arts martiaux internes et sports de gymnastique douce seront idéaux pour cela.

Pour le haut du corps, vous pouvez vous suspendre à une ou plusieurs barres fixes, et bouger très lentement votre corps ou vous déplacer tout aussi lentement (Fig. II.O). Pour le centre du corps, optez pour une pratique de Pilates ou de

Yoga. Pour le bas du corps, pratiquez des mouvements lents de type Tai Chi, ou encore travaillez votre équilibre en ne vous tenant que sur une jambe et en bougeant votre corps et votre orientation très lentement. Quand vous travaillez cet axe, pas de série de mouvements à calculer, mais davantage écouter votre corps, pour trouver un équilibre et une stabilité dans le déséquilibre que vous créez volontairement. Définissez un temps que vous êtes capable de tenir, comme 30 secondes ou une minute par exemple, et explorez de subtils changements de position avec les mouvements lents que vous avez choisi. Comme toujours, reposez-vous quelques minutes, puis recommencez.

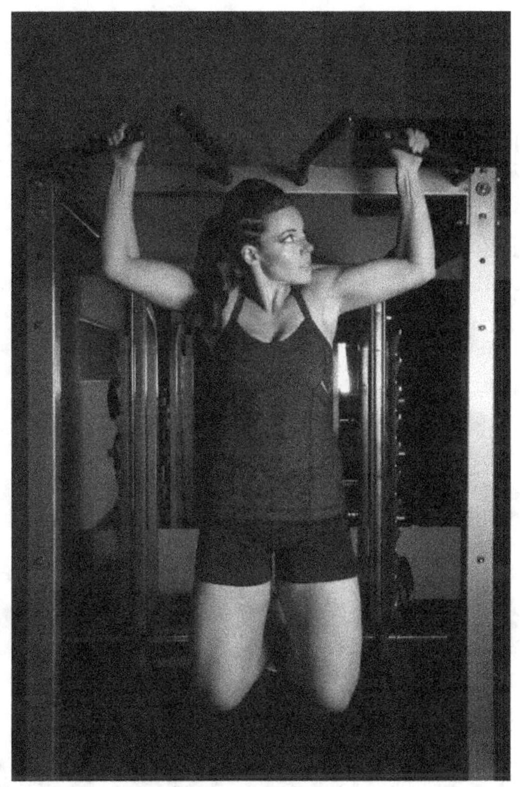

Fig. II.O

Pour une séance dédiée au gainage et à l'endurance, pratiquez des positions statiques.

Pour le haut du corps, maintenez un poids, une barre ou encore des haltères, en position fixe, sans que votre position vous fasse forcer sur votre dos. Pour le centre du corps, l'exercice le plus simple et efficace est celui de la planche, en tenant une position où le centre de votre corps est droit et suspendu. À pratiquer de face et sur les côtés (Fig. II.P). Enfin, pour le bas du corps, faites l'exercice de la chaise. Il s'agit de vous adosser contre un mur en position assise, les genoux pliés à 90°, en laissant votre dos, votre tête et vos bras plaqués contre le mur. Lorsque vous travaillez sur cet axe, c'est également sur une durée fixée à l'avance. Dans ce cas, le but au fil des semaines est de tenir de plus en plus longtemps, plutôt que d'effectuer des séries. Mais vous pouvez tout à fait effectuer l'exercice en plusieurs fois afin de remplir la durée de votre séance.

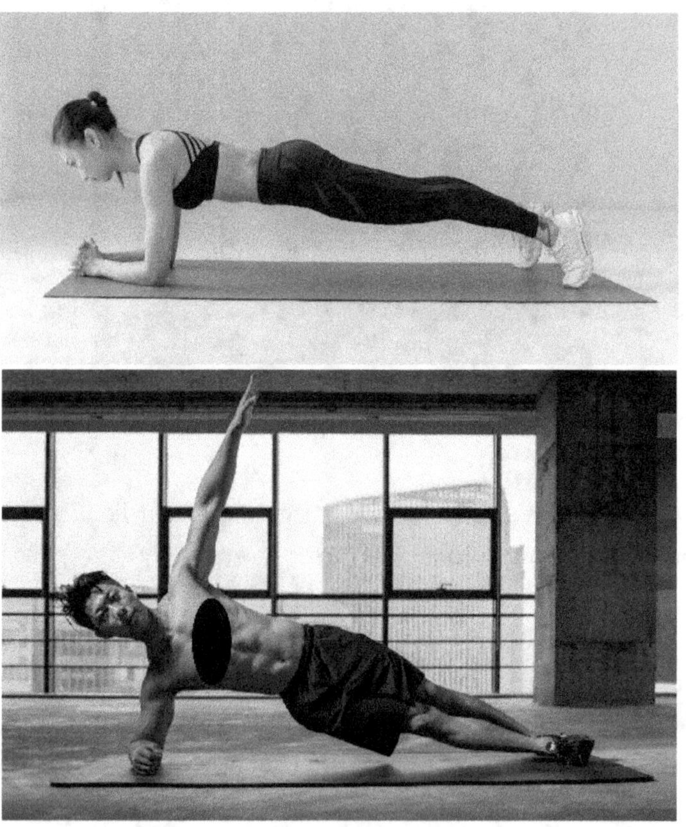

Fig. II.P

Toutes ces séances peuvent bien sûr entrer dans une rotation avec une discipline pratiquée en amateur ou en professionnel. Si l'activité en question sollicite votre système cardiaque sur une longue durée, ou de façon intense, il est également conseillé de séparer la pratique de votre discipline sportive de vos entraînements physiques vus ci-dessus, afin de laisser le corps se concentrer sur un axe de contrainte.

Si vous ne pratiquez pas de discipline sportive exigeante avec votre système cardiaque, vous pouvez le développer en vous programmant des séances de sports très classiques tels que la course à pied ou la natation, les deux pouvant être complémentaires, et la natation étant moins brutale si vous souffrez de douleurs articulaires. À noter que dans le cadre d'une pratique sportive, le type d'exercice que vous allez faire peut vous orienter sur un axe plutôt qu'un autre : enchaînez des petites courses à haute vitesse départ arrêté, et vous travaillerez votre cardio sur l'axe d'explosivité ; courez à vitesse modérée et constante le plus longtemps possible, et vous travaillerez votre cardio sur l'axe d'endurance...

Inconfort et écoute de soi comme philosophie

Il s'agit là d'une répétition, mais elle est nécessaire. Un échauffement en début de séance et des étirements lents en fin de séance, d'un quart d'heure chacun minimum, sont essentiels à la limitation des blessures et l'optimisation de votre récupération et donc, de votre progression. Et au-delà de tendre vers une activité régulière, il est très important de faire vos séances selon vos capacités. Même si vous considérez celles-ci comme initialement très faibles ou nulles. Si vous faites trois fois rien plusieurs fois par semaine pendant des mois, c'est mieux que de faire quelques grosses séances puis d'abandonner par démotivation ou blessure. Allez toujours vers vos limites, et stoppez quand les signaux d'alerte suivants surviennent : essoufflement handicapant, ou essoufflement cumulé à un début de tétanie musculaire. Une gêne ou une douleur aigue articulaire, osseuse, ou nerveuse doit mener à l'arrêt de la séance pour prendre soin de vous : respiration, repos, sommeil, mobilisation douce, massage aux huiles, meilleure alimentation. Et consultation de votre médecin si la douleur persiste.

Le dernier conseil que vous pouvez appliquer est d'étendre ce concept de stimulation, d'écoute de vous-même et de temps de repos à votre vie entière. Vous exposer volontairement aux difficultés, à l'inconfort, mais dans la mesure de vos capacités. Tout en vous écoutant, pour apprendre à vous connaître et optimiser votre progression.

Jusqu'ici, nous avons abordé uniquement ce qui vous est propre : état d'esprit, respiration, sommeil, information et clarté d'esprit, gestion des émotions, activité physique. Cela dit, vous avez déjà constaté dans votre vie que ces trois niveaux qui vous sont propres, peuvent être très facilement influencés par des éléments extérieurs. Et que vous avez également une influence sur le monde qui vous entoure. Nous allons en parler dans les parties suivantes.

En commençant par regarder aux frontières de vous-même.

PARTIE 3

AUX FRONTIÈRES
DE VOUS-MÊME

CONCEPT

Faisons un bref récapitulatif.

Dans la première partie, vous avez appris à prendre soin des piliers fondamentaux pour votre santé, qui sont l'état d'esprit, la respiration, et le sommeil. Leur négligence engendre des effets négatifs sur votre être de façon quasi-immédiate et chronique. À l'inverse, vous en occuper comme ce que vous avez de plus précieux vous permet de préserver une santé minimale quoi qu'il arrive.

Dans la seconde partie, vous avez visualisé les trois niveaux qui vous constituent : spirituel, émotionnel et physique, respectivement chargés de votre clarté d'esprit et du traitement des informations, de ce qui vous anime et vous guide, et de votre support matériel qui vous permet votre expérience de vie sur cette Terre. La conscience, l'entretien et le développement de ces trois niveaux constitue une base solide pour vous permettre d'évoluer dans ce monde.

Mais souvenez-vous, tout dans ce monde est régi par les principes de mouvement et de réactivité. Bien que vous soyez un individu (« qui ne peut être divisé »), avec des limites que vous jugez bien définies, ces lois n'ont pas de frontière et pour cause : vous percevez le monde, vous y émettez des intentions et des actions avec des conséquences, vous avez des interactions avec les autres êtres vivants…

Toutes ces perceptions, intentions, et interactions, vous modifient et jouent un grand rôle dans votre santé et la détermination de votre chemin de vie.

Sur le schéma initial des trois niveaux, pourrait se dessiner une surcouche générale.

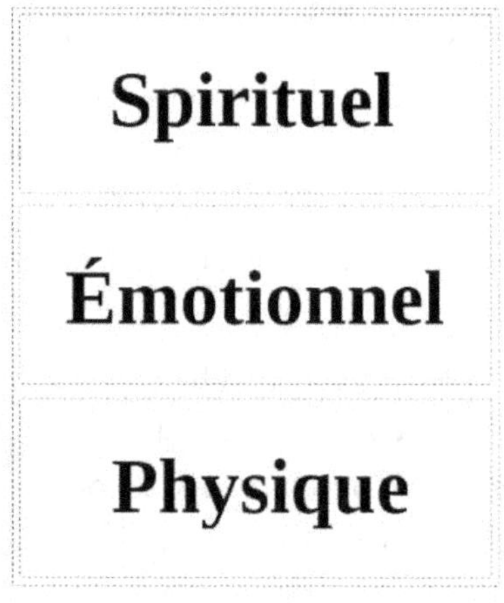

Fig. III

Ce n'est pas une représentation parfaite, mais cette surcouche modélise simplement l'ensemble des barrières poreuses entre vous et le monde. Les informations peuvent y circuler, entrent et sortent, de façon permanente, sous de nombreuses formes. Ces échanges sont la condition nécessaire à votre évolution, et vous façonnent, que vous en soyez conscients ou non.

Nous allons faire un tour d'horizon de cette surcouche et de ce avec quoi vous êtes en interaction.

L'AIR ET L'EAU

L'air et l'eau – Synthèse

L'atome le plus présent dans votre corps (en termes de masse), c'est l'oxygène (O). Au fil de l'évolution, de nombreuses espèces – dont l'être humain – ont optimisé deux systèmes permettant de capter cet atome, sous deux formes principalement.

L'air, immédiatement vital

Le premier, c'est votre système respiratoire, vous permettant de capter le dioxygène (O2) présent dans l'air à chacune de vos inspirations. Ce mécanisme est immédiatement vital, et sa maîtrise est un fondement de votre santé. Voilà pourquoi la respiration a été développée dans la première partie de ce livre. Cependant, même si vous respirez correctement, votre santé dépend de la qualité de l'air autour de vous. Et l'état actuel des connaissances sur le sujet amène à des conclusions assez pessimistes. Il s'agit en ce 21è siècle d'un problème de santé mondial majeur, causant une estimation de plusieurs millions de morts par an[10]. Afin de maintenir une bonne santé, il vous faut prêter attention à la qualité de l'air que vous respirez.

---

[10] who.int – Ambient outdoor air pollution

L'eau, constituant et messager principal et essentiel

Le second système, dont chaque être humain a immédiatement conscience également, c'est le système digestif. Il vous permet de boire et de manger, captant de nombreux éléments dont le plus important : l'eau.

L'eau est le nom commun de la forme liquide des molécules H2O, qui contiennent un atome d'oxygène. Cette molécule simple a des propriétés assez exceptionnelles, probablement responsables de la vie sur notre planète. Vous êtes constitué à plus de 50% d'eau en moyenne, de nombreux tissus et organes dépassent les 70%[11].

L'eau est actrice d'un grand nombre de réactions chimiques dans votre corps. Une des capacités les plus fortes qu'elle possède est celle d'extraire des éléments d'une autre substance et les véhiculer comme un message : on dit de l'eau qu'elle est un solvant.[12] C'est une propriété que vous utilisez lorsque vous préparez une tisane ou simplement quand vous laissez tremper une plante. Vous permettez à des substances de la plante de passer dans l'eau.

Pour optimiser votre santé, il est donc important pour vous d'accéder à une eau propre, qui soit neutre ou chargée

---

[11] Journal of Biological Chemistry n° 158 - The chemical composition of the adult human body and its bearing on the biochemistry of growth
[12] Survey - A primer on water quality (H. A. Swenson, H. L. Baldwin)

d'informations positives. Tout comme l'air, vous avez de grandes chances de boire de l'eau polluée. Celle vendue aujourd'hui dans les bouteilles plastiques reste inerte durant leur stockage et peuvent se charger de microparticules de plastique[13]. Celle qui vient par les installations de votre ville, bien qu'il s'agisse d'une eau de traitement par station d'épuration, n'est pas pure pour autant. Cette eau est certes traitée pour être jugée « potable » sur le plan légal, dans le sens où des traitements sont faits pour qu'il n'y ait pas de contamination bactérienne immédiatement dangereuse. Cela dit, même si les traitements sont efficaces, ils n'éliminent pas tous les polluants, et peuvent laissent passer des résidus médicamenteux et de pesticides[14].

Voilà pourquoi il est important de prêter attention à la qualité de l'eau que vous buvez au quotidien.

____

[13] DOI: 10.3389/fchem.2018.00407 - Synthetic Polymer Contamination in Bottled Water.
[14] Revue Prescrire – Médicaments dans l'eau : une pollution à éviter.
Reporterre.net – Bilan de la qualité de l'eau du robinet vis-à-vis des pesticides.

L'air et l'eau – Pratique au quotidien

À la lecture de ces informations concernant la qualité de l'air et de l'eau, vous pouvez vous sentir impuissants, d'autant qu'il est difficile de faire un suivi correct de qualité sans passer par des tests réguliers en laboratoire, ce qui deviendrait rapidement onéreux pour le citoyen standard.

La prévention : filtrer

Le premier conseil est de vous renseigner auprès de vos autorités, locales, régionales ou nationales, si vous souhaitez disposer d'informations chiffrées concernant la qualité de l'air et de l'eau sur votre lieu de vie. Mais l'action la plus simple à faire, est d'opter pour la prévention, si vous avez le moindre doute sur la qualité de l'eau que vous buvez ou de l'air que vous respirez, en filtrant ceux-ci. Il est possible de vous fabriquer des filtres de façon artisanale, mais les conséquences sont de votre responsabilité et les résultats ne seront pas nécessairement au rendez-vous. Vous pouvez préférablement opter pour des dispositifs conçus par des entreprises spécialisées.

Pour l'air, il existe des appareils à disposer dans une pièce afin de purifier l'air dans votre habitat. Il est également important de disposer des filtres à particules anti-pollution sur vos fenêtres, afin de renouveler un air de qualité. En extérieur, si vous vous déplacez régulièrement dans des zones très polluées (zones industrielles, grandes villes), il existe des masques antipollution spécialisés qui peuvent filtrer l'air que vous respirez le temps de vos trajets.

Pour l'eau, il existe beaucoup de débats sur sa qualité, sur quel type d'eau est bonne à boire ou non. Partez déjà du principe de vous approcher le plus possible d'un résultat qui devrait être normalement fait par la nature.

Vous pouvez filtrer l'eau distribuée par votre commune, mais également récupérer l'eau de pluie pour votre usage familial en vous renseignant si les lois de votre pays vous le permettent.

Si votre eau dont vous disposez n'est pas propre, il existe des systèmes de filtres installés avant la distribution dans votre habitat, pour lui retirer une partie importante de ses impuretés. Ce sont par exemple les filtres à sédiments et les filtres à charbon actif, qui sont installés l'un à la suite de l'autre, afin de rendre une eau propre pour les usages de la maison (mais pas forcément encore potable).

Ensuite, à l'intérieur de votre maison, vous pouvez opter pour un système de microfiltration par gravité, ou encore pour un appareil réalisant ce qu'on appelle l'osmose inverse, qui permettent de filtrer un maximum de substances et de bactéries pour rendre une eau pure en sortie.

Que ce soit pour l'air ou pour l'eau, vous vous rendrez ainsi davantage responsable de la qualité obtenue, en veillant bien sûr à remplacer les filtres correctement, en fonction des durées d'utilisation préconisées par les fabricants.

Tirer parti des propriétés de l'eau

Le conseil suivant est une habitude simple à mettre en œuvre au quotidien : buvez un verre d'eau pure le matin à votre réveil, à jeun. Votre corps aura travaillé toute la nuit durant votre sommeil pour faire le ménage d'un maximum d'éléments indésirables, qui seront en partie évacués dans de l'eau par votre urine. Boire un verre d'eau pure le matin est un réflexe de santé simple et accessible. C'est également un atout si vous êtes une personne ayant des difficultés à boire de l'eau, ou y pensant peu souvent.

Le troisième conseil consiste à tirer parti de la capacité de l'eau à se charger d'informations. C'est le principe très connu et ancestral des jus, tisanes, décoctions, ou encore des bouillons : utiliser l'eau pour récupérer des éléments depuis des plantes ou autres aliments. L'intérêt de ces procédés d'infusion et d'extraction, est de rendre disponible facilement les nutriments à votre organisme, en évitant un travail de digestion très énergivore. Il s'agit donc de méthodes très utiles pour complémenter votre alimentation, mais aussi pour vous aider lorsque votre organisme est affaibli et a besoin de conserver son énergie pour votre convalescence. Notez que ces techniques ne peuvent se substituer à une alimentation solide classique, car elles présentent un déséquilibre entre la grande quantité de nutriments disponibles et la faible quantité de fibres présentes. Ces dernières ont un intérêt majeur pour la satiété, le contrôle de l'absorption des nutriments, et le nettoyage du tube digestif.

Enfin, un mot concernant les débats sur la quantité d'eau à boire au quotidien. Il est difficile d'apporter une réponse juste à cette question. Tout d'abord parce que les besoins peuvent varier selon les individus, mais aussi parce que votre alimentation va influer sur votre soif et la quantité d'eau nécessaire à votre quotidien.

Au lieu de rester fixé sur une quantité précise et vous forcer à boire toute la journée, vous pouvez prendre appui sur les principes suivants pour votre consommation : buvez un verre d'eau pure au réveil et à jeun ; pensez au moins une fois dans la matinée et une fois dans l'après-midi, loin des repas, à boire un verre d'eau, en étant à l'écoute de votre soif pour la quantité ; ayez une alimentation la plus saine et variée possible, car les fruits et certains légumes sont très riches en eau ; et à moins que vous le ressentiez comme nécessaire, évitez de boire pendant le repas ou durant environ les deux heures suivantes, afin de ne pas perturber la digestion.

Ce dernier point permet de faire la transition avec le chapitre suivant, concernant sans doute le sujet le plus au cœur des débats concernant la santé et le mieux-vivre : l'alimentation.

L'ALIMENTATION

L'alimentation – Synthèse

Le premier principe à appliquer concernant l'alimentation est le suivant : commencez par intégrer de nouvelles habitudes saines, et ensuite seulement diminuez progressivement vos mauvaises habitudes jusqu'à les supprimer. Le vide cherche à être comblé. Ne le créez jamais, sous peine de vous compliquer considérablement la tâche, et vous engluer dans une spirale de déséquilibres successifs.

Outre le confort moral que cette façon de faire va vous apporter, il y a une justification purement biologique à respecter ce principe : votre flore intestinale. Son rôle est extrêmement puissant. En effet, elle s'est façonnée au fil de vos années d'alimentation, par des populations microbiennes adaptées à ce que vous mangez. Voilà pourquoi le changement brutal d'alimentation est déjà difficile : votre flore intestinale a besoin de beaucoup de temps pour s'adapter. Un régime sévère peut vous exposer à un stress important et devrait être réservé aux décisions médicales, pour gérer une urgence de santé. Mais il existe une autre raison.

Aujourd'hui, le rôle central de notre intestin et de sa flore microbienne conduit à l'appeler « le deuxième cerveau ». Et pour cause, la recherche scientifique actuelle indique que les intestins communiquent des informations au cerveau directement par un de nos nerfs (le nerf vague). Ils influent sur l'organisme, l'appétit et les émotions. Vous êtes au moins en partie directement commandés par vos tripes[15]. Cela pourrait expliquer pourquoi tant de personnes ne tiennent pas leur changement de régime et craquent. Le choix d'une alimentation saine, et son chemin vers elle, doit se faire dans le temps. En intégrant de bonnes habitudes, qui vont transformer progressivement votre flore et vous aider à progresser encore davantage en retour.

Il est à noter que cela ne vous empêche pas de faire un test de régime strict sur plusieurs semaines, en le basant sur les principes qui vont suivre, pour observer les changements bénéfiques pour votre organisme. Cela peut être un déclencheur et vous convaincre de faire évoluer votre alimentation sur le long terme.

---

[15] L'état actuel des recherches sur la flore intestinale tend à présenter un univers incroyablement vaste, au génome 150 fois plus varié que celui de l'humain, avec une action déterminante sur l'état émotionnel et la prise de décision de l'individu. Cette flore semble également adaptable dans le temps, sur des périodes de l'ordre de plusieurs mois.
METAHIT (Metagenomics of the Human Intestinal Tract), European Commission
DOI: 10.1126/science.aau9973. A gut feeling
Polish Journal of Microbiology 2011, Vol. 60, No 4, 329-333. Changes in Gut Microbiota in Children with Atopic Dermatitis Administered the Bacteria Lactobacillus casei DN – 114001

Alors, que manger ? Et quelle est la nourriture la plus adaptée pour l'être humain ? Voilà une question qui suscite beaucoup de passions, forcément teintée d'avis personnels, de traditions familiale et culturelle, et de « preuves » historiques de ce qui a constitué l'alimentation humaine. Ici, le but ne sera pas de faire l'apologie d'un dogme ou d'une mode alimentaire, mais bien de partir de quelques principes généraux pour apporter des conclusions nuancées.

Le premier principe déterminant concerne notre système digestif. Notre dentition et notre musculature faciale est faite pour découper puis mâcher lentement, avec une faible capacité pour déchiqueter et broyer des éléments solides. Nos intestins sont longs et plus adaptés à une flore de fermentation pour une digestion lente des fibres. Avec ces éléments, le régime humain devrait se composer en majorité de plantes, et n'est pas optimisé pour la consommation excessive de chairs ou de graines, qui elles sont plus adaptées à un système digestif court et rapide comme celui des carnivores et des oiseaux. Néanmoins, la présence d'incisives et de canines relativement tranchantes, ainsi que celle d'intestins moins longs que ceux des grands herbivores, permettent à l'être humain de s'accommoder d'aliments plus variés.

Le second principe découle du premier : l'être humain tirera les principaux bienfaits d'une alimentation vivante, mais pas trop sèche ou trop dure. L'idée est de consommer l'aliment frais de préférence lorsqu'il est souple et digeste, ou bien de le préparer avant consommation pour l'attendrir et/ou le préchauffer lorsqu'il est plus dur ou indigeste sous sa forme brute. Quelques détails seront donnés plus bas, pour chaque catégorie d'aliments.

Pour résumer, moins l'aliment que vous souhaitez consommer nécessite de transformation, plus il sera sain pour vous. À l'inverse, un aliment nécessitant ou subissant une transformation importante, sera très majoritairement non indispensable, voire néfaste pour votre organisme.

Avant de parler des catégories d'aliments, il est essentiel de voir comment consommer.

Tout d'abord sur le plan physique. Votre occlusion dentaire doit être parfaite, c'est-à-dire que lorsque vous claquez vos mâchoires, elles doivent s'emboiter parfaitement sans créer un glissement des dents. Il ne doit pas non plus vous manquer de dent. Une dentition incomplète ou une mauvaise occlusion provoque une asymétrie de vos mâchoires à la mastication, qui se répercute sur les os de votre crâne en lien à votre colonne vertébrale. Cela peut jouer un grand rôle sur votre santé, possiblement sans que vous vous en rendiez compte, car la mastication est quotidienne. Assurez-vous auprès de votre chirurgien dentiste de n'avoir aucun problème sur ce plan.

Par ailleurs, une mauvaise mastication qui serait de votre fait, de par une prise des repas trop rapide, ou simplement parce que vous avez pris l'habitude de peu et mal mâcher, va entraîner un bol alimentaire mal préparé pour votre estomac et vos intestins, et dans ce cas aussi, la répétition au quotidien aura un impact sur votre santé. L'indicateur d'un bol alimentaire correctement mâché est simple : il faut que ce soit une bouillie qui n'ait plus de saveur dans votre bouche, au moment où vous l'avalez. Il faut donc mâcher chaque bouchée que vous prenez jusqu'à arriver à ce résultat.

Enfin, concernant les aliments que vous achetez, une réflexion qui revient souvent est de dire que manger sain coûte cher. C'est partiellement vrai. En réalité cela dépend beaucoup de ce que vous consommez, et à qui vous l'achetez. Les aliments provenant de circuits indépendants et non subventionnés peuvent coûter plus cher, c'est vrai. Mais également, plus la part des aliments transformés dans votre alimentation est importante, plus cela vous coûtera cher, que l'aliment soit sain ou pas. La base, c'est de vous orienter de plus en plus vers des achats d'aliments bruts, non transformés, en vrac plutôt qu'empaquetés, et au plus proche du producteur pour éviter les intermédiaires. Cela peut vous assurer un budget maîtrisé, une alimentation saine, et une consommation moindre par voie de conséquence. Car ce que vous consommerez sera bien plus riche et complet pour votre organisme.

L'alimentation – Pratique au quotidien

Le premier conseil est de tendre vers une alimentation : variée, locale, de saison, et de manger sans arriver à satiété.

Manger varié au sein d'une même catégorie d'aliments vous permet de vous alimenter de la façon la plus saine et complète, et de prévenir toute carence.

Manger principalement local, avec des récoltes provenant de votre région. Cela permet une consommation en phase avec votre environnement, votre sol, le lieu où votre être est en adaptation au quotidien. Les plantes faisant de même, elles répondront très bien à vos besoins.

Manger de saison est également important pour l'adéquation entre ce dont vous avez besoin durant une période de l'année, et ce que la nature peut vous offrir naturellement à ce moment. Cela contribue de façon importante à votre bonne santé.

Manger sans arriver à satiété n'est pas un concept très répandu, mais son application est précieuse. Une alimentation variée et fraîche vous fournit des apports plus que suffisants. Et les quantités de nourriture ingérée restant modérées, votre organisme pourra assurer la digestion plus facilement, et passer plus rapidement à une phase de nettoyage et d'élimination des toxines de votre organisme. Il ne sera jamais saturé. L'objectif est de trouver une juste mesure, sans éprouver la sensation de faim, ni celle d'avoir l'estomac bien plein. Pour cela, faites une pause d'une dizaine de minutes au moins entre chaque partie de repas ou chaque service. C'est un vrai gage de longévité.

Passons maintenant aux catégories d'aliments.

Plantes et bonnes graisses = alimentation adaptée

Intégrez les fruits de façon quotidienne et modérée dans votre alimentation.

Les fruits sont tout simplement votre source d'énergie essentielle et principale. Très digestes, ils peuvent se consommer crus, mais aussi mixés en purée, à température ambiante ou légèrement chauffés, sans être stockés au froid. Ils sont à consommer plutôt en dehors des repas, comme une collation. Ou éventuellement en entrée avec une pause de 20 minutes avant d'entamer le reste du repas. Cela vous permet de les digérer rapidement et de profiter de tous leurs bienfaits, sans les mélanger à d'autres aliments qui ralentiraient leur digestion et leur laisserait le temps de fermenter.

Prenez garde toutefois à ne pas en consommer de grandes quantités si votre organisme est très fatigué ou affaibli, car les fruits ont un fort pouvoir rafraîchissant et d'élimination. Ils vont le stimuler, ce dont vous n'aurez pas besoin à l'excès dans ces moments-là.

Intégrez les légumes et l'ensemble des plantes en général, de façon systématique et quotidienne, dans votre alimentation.

Les plantes (dont les fruits ne sont qu'une partie) représentent la source primordiale des constituants futurs de votre corps – les briques de votre organisme.

Le principe de consommation est le suivant : les parties les plus tendres comme les jeunes feuilles (pousses, salades…) ou les fleurs peuvent être consommées crues, comme vous le feriez avec les fruits. Les autres parties plus dures, feuilles épaisses, tiges, tubercules, racines… doivent être en grande majorité préparées pour améliorer leur digestion. Il faut veiller à varier les modes de préparation sains, afin d'éviter une monotonie et bénéficier des bienfaits les plus complets.

Les modes de préparation à adopter sont :
- La cuisson brève façon wok
- La cuisson par vapeur douce
- La lactofermentation en conserve
- La réduction en purée ou en smoothie avec apport d'eau chaude au blender
- Le jus de légumes
- La cuisson en bouillon qui servira à récupérer les nutriments dans l'eau.

Ces modes de préparation sont pour la plupart peu agressifs et offrent des alternatives complémentaires pour conserver une partie non négligeable des nutriments, voire enrichir les aliments pour assainir votre flore intestinale, comme le fait la lactofermentation.

Combiné à la consommation courante de fruits, de jeunes feuilles crues, vous aurez une alimentation complète et saine.

Les autres modes de cuisson - au four, grillé au barbecue, frits, et même la cuisson à ébullition longue - ne sont pas des modes de préparation sains des aliments. Ils perdent alors une grande partie de leurs nutriments. Mais peuvent également se charger d'éléments toxiques pour l'organisme, notamment avec des cuissons agressives comme celle au barbecue.

Il est nécessaire de préciser que la consommation exclusivement crue, bien que populaire car conservant de nombreux nutriments, n'est pas sans risque. Cette pratique est à éviter si vous êtes très affaibli ou avez une alimentation habituellement très différente. En effet, la consommation crue exclusive requiert une grande quantité d'énergie digestive et refroidit l'organisme. Elle est aussi source d'irritation pour les intestins, de par la rigidité de certaines fibres que vous ingérez. Veillez donc à la réserver pour les parties les plus tendres des plantes, et complétez votre consommation avec des modes de préparation et cuisson sains pour tirer un maximum de bienfaits de votre alimentation sans pâtir des inconvénients.

De façon très régulière et modérée, consommez les aliments suivants : des oléagineux (toutes les noix, amandes, noisettes…), des huiles variées, des algues, des champignons, et éventuellement des œufs et petits poissons.

Concernant les oléagineux, s'ils ont été séchés, faites-les tremper quelques heures avant de les consommer afin de les rendre tendres et plus digestes. Le temps de trempage peut varier selon le fruit sec, entre 2 et 12 heures, mais un bon indicateur est de faire des tests et de trouver votre temps idéal, où le produit est à la fois tendre et reste savoureux.

Les oléagineux peuvent être consommés en dehors des repas comme collation, ou agrémenter une salade crue occasionnelle. Intégrez également à vos salades algues et champignons, de façon modérée mais régulière. Leurs capacités nutritives et captatrices de toxines sont des alliées précieuses pour votre organisme à ne pas négliger.

Les huiles doivent être variées également, de par leurs teneurs en différents acides gras. De façon générale, combinez deux types d'huiles, en mélangeant ou alternant une huile de consommation commune, comme celles d'olive, de tournesol, ou d'arachide par exemple… avec une autre huile comme celle de lin, de cameline, ou d'argousier. Vous vous assurerez ainsi des apports plus complets.

À la fréquence d'une à trois fois par semaine, vous pouvez éventuellement intégrer les œufs légèrement cuits (à la coque ou mollet), les petits poissons comme les sardines ou les maquereaux, et les fromages à pâte crue fermentés, pour bénéficier d'un apport différent en protéines et acides gras.

L'ensemble de ces aliments vous apporteront de nombreux corps gras indispensables à votre organisme.

Il est à noter qu'en cas d'épuisement de l'organisme, cette catégorie d'aliments ne doit pas être négligée, voire devrait être consommée plus régulièrement. Ces aliments contiennent les éléments que le corps utilise pour se régénérer.

Avant de poursuivre sur les catégories restantes, faisons un résumé : au moins la moitié de votre alimentation devrait être constitué d'une large variété de plantes (fruits, feuilles, tubercules…), et qui ne doit pas faire l'impasse des légumes à feuilles vertes, les crucifères (tous les choux), et les agrumes. En dehors des plantes, une part doit être accordée aux aliments avec de bonnes graisses.

Les études vont clairement dans le sens de ces principes :
- Réduction de maladie cardiaque et d'accident vasculaire cérébral
- Meilleure tension artérielle
- Lien très probable de réduction de cancer
- Réduction du diabète de type II
- Poids plus stable
- Réduction des maladies de l'œil
- Meilleure santé gastro-intestinale[16]

---

[16] hspc.harvard.edu – The Nutrition Source

Pour l'anecdote, c'est également dans les populations qui consomment naturellement une combinaison de plantes fraîches et d'aliments aux bonnes graisses, comme en Crète ou sur certaines parties de la Méditerranée, ou encore sur l'île d'Okinawa au Japon, que l'on observe une longévité remarquable.

Le reste, secondaire voire inapproprié

La consommation de viandes, grands poissons et fruits de mer devrait rester ponctuelle. Non essentiels si votre alimentation est variée en suivant les conseils précédents, ces aliments peuvent combler d'éventuels besoins qui ne seraient pas remplis par votre alimentation quotidienne, mais votre système digestif n'est pas optimisé pour cette alimentation. De plus, les grands poissons présentent un risque de taux plus élevé de toxine (métaux lourds), étant plus hauts dans la chaîne alimentaire. Lorsque vous consommez cette catégorie d'aliments, veillez également à consommer varié.

Ne consommez des céréales, des légumineuses, ou tout produit qui en est issu (à base de leur farine) que de façon ponctuelle, pour des repas de fête ou en cas de pénurie alimentaire. Il s'agit de la catégorie d'aliment la moins digeste pour l'être humain, sollicitant votre système digestif sur de longues périodes, et nécessitant une cuisson qui appauvrit ses bienfaits.

Il existe toutefois un mode de préparation qui permet de rendre la consommation de cette catégorie d'aliments intéressante pour votre organisme : la germination. Pour réellement profiter des bienfaits d'une graine, d'une céréale ou d'une légumineuse, faites là tremper, puis rincez-là plusieurs jours jusqu'à ce qu'elle soit correctement germée. La graine est devenue plante (avec sa pousse) et sa consommation est donc adaptée à votre organisme. Consommées de façon occasionnelle, les graines germées sont des concentrés nutritifs pouvant agrémenter des salades ou des soupes par exemple. Elles peuvent également être utilisées complètes pour entrer dans la réalisation de tartines ou crackers maison, sur lesquelles vous pouvez tartiner vos légumes en purée.

Enfin, évitez totalement de consommer tous les autres aliments ou pseudo-aliments. Réservez-les au maximum pour un repas de fête. Aliments à base de farines, produits à base de lait animal, aliments grillés ou frits, alcools, aliments industriels transformés ou recomposés, biscuits, pains, pâtes et pâtisseries… Ces aliments sont complexes et toxiques pour l'organisme. Ils sont peu digestes et agressent vos intestins, et leurs bienfaits sont très faibles voire inexistants.

Répartition dans la journée - Cures alimentaires

Privilégiez les consommations d'aliments les plus énergivores (crudités) et les moins saines (mauvaises cuissons, alimentation industrielle) pour le midi, au cœur de votre journée. Privilégiez les aliments les plus légers, sains et économes en énergie (soupes et bouillons) le soir. Le matin peut être utilisé pour un repas complet mais très sain, ou bien de repos alimentaire (pas de repas, jeûne intermittent).

Méfiez-vous des régimes faisant l'apologie d'une seule catégorie d'aliments ou d'un seul mode de consommation, en particulier si votre organisme est déjà déséquilibré ou carencé : que des fruits, que du cru, que de la viande, etc.

Ce sont des régimes déséquilibrés, coûteux en énergie chacun à leur manière. En dépit de leurs bienfaits respectifs, vous n'obtiendrez de grands bénéfices que si votre typologie correspond exactement à ce régime. Le risque courant et majeur est de vous mener vers un déséquilibre encore plus important, dégradant vos organes et viscères qui s'occupent de filtrer et d'éliminer (intestins, reins, vessie).

Rappelez-vous du premier principe : ajouter de l'alimentation saine pour modifier progressivement vos habitudes et votre microbiote intestinal, au lieu de générer un vide très stressant par suppression ou modification brutale d'éléments dans votre alimentation.

Concernant les cures, telles que le jeûne, la monodiète, la purge, ou encore l'hydrothérapie du colon, elles doivent se réaliser avec une grande douceur, ainsi qu'un suivi médical.

Gardez à l'esprit la règle suivante : pour un maximum de sécurité, avant de procéder à une technique de cure déclenchant un nettoyage de l'organisme, assurez-vous d'avoir déjà mis en place une alimentation saine et revitalisante durant quelques semaines voire quelques mois. Cette étape vous orientera vers un terrain sain et un corps qui a de bonnes réserves, en appliquant tous les conseils évoqués ci-dessus.

Et si vous êtes dans un état de grande fatigue ou de maladie chronique ou lourde, la priorité est très certainement de vous revitaliser, avant de procéder à ces cures. Même pour une technique totalement naturelle et très efficace comme le jeûne, qui ne met en mouvement que ce que le corps peut supporter, vous constaterez qu'il est couramment conseillé de réaliser des phases préalable et consécutive (appelées 'descente' et 'reprise' alimentaire) au moins aussi longues que le jeûne lui-même. Y compris pour une personne s'estimant en bonne santé.

Ces techniques peuvent apporter des bienfaits certains voire très puissants, mais restent des outils, qui ne se suffisent pas à eux-mêmes. Rappelez-vous, il faut tâcher de toujours intégrer de bonnes habitudes en premier, avant de retirer de mauvaises habitudes, ou de vous imposer un stress coûteux en énergie, même si c'est pour une bonne raison ou pour pratiquer une technique qui a pour réputation de donner de bons résultats.

Un élément qui change tout

Le dernier point. À moins d'une contre-indication médicale, autorisez-vous des repas festifs sans aucune restriction, de façon occasionnelle. Cela vous aidera à améliorer votre régime général sur la durée, car vous garderez à l'esprit que quand vous le souhaitez, vous mangez ce que vous voulez. Vous serez bien moins stressé, davantage satisfait de vos évolutions. Ce n'est pas le repas festif ou familial qui détruit majoritairement votre organisme, c'est la mauvaise gestion quotidienne de votre alimentation. C'est cela qu'il convient de lentement modifier. Et plus votre alimentation quotidienne sera vivante et saine, plus les repas déséquilibrés occasionnels pourront être gérés par votre organisme. En vous autorisant ces écarts de façon pleinement maîtrisée, vous renforcez votre capacité à faire évoluer votre régime alimentaire au quotidien pour votre santé. Vous vous permettez de ne pas subir un stress personnel, ni de vous sentir à la marge socialement.

Si l'air, l'eau et l'alimentation font partie des premières interactions avec le vivant auxquels vous pouvez penser, vos capacités d'échange sont très vastes. L'ensemble de ce que nous allons voir dans le prochain chapitre est très important pour votre équilibre et votre évolution.

ÉMETTEURS RÉCEPTEURS

Émetteurs Récepteurs – Synthèse

Les voies d'évacuation principales

Puisque nous avons abordé l'air, l'eau et l'alimentation dans les chapitres précédents, commençons par évoquer deux de vos frontières avec le monde extérieur : vos voies respiratoires et votre tube digestif.

Vos voies respiratoires sont très importantes car elles sont en communication permanente avec le monde extérieur, à chacune de vos respirations. Le plus important a déjà été évoqué précédemment, à savoir pratiquer des exercices de respiration et contrôler au mieux la qualité de l'air que vous respirez lorsque vous évoluez dans un environnement pollué.

Il reste un élément à ne pas négliger, et qui concerne également la qualité de l'air : les ravages du tabac. Bien que ce fait soit déjà largement connu par le grand public, il est nécessaire de le rappeler ici : fumer est mortel pour l'être humain. On estime le nombre de décès à plus de 8 millions par an dans le monde, dont plus d'un million de non-fumeurs exposés passivement à la fumée[17].

------

[17] who.int – Newsroom (All news) – Fact sheets - Tobacco

Votre tube digestif est lui aussi très souvent en contact avec le monde extérieur. Depuis votre bouche, en passant par votre estomac et vos intestins et jusqu'à votre colon, vous créez de l'échange avec le monde extérieur.

Lorsque vous ingérez quelque chose, votre corps va tenter d'en extraire les éléments intéressants pour lui et les assimiler le mieux possible. Lorsque vous mangez des produits de mauvaise qualité ou non adaptés à l'alimentation humaine, vous perturbez ces fonctions de digestion et d'assimilation. Si ces mauvaises habitudes alimentaires sont maintenues dans le temps, vous entraînez des dysfonctionnements beaucoup plus importants qui dégraderont significativement votre santé. Des liens sont établis entre la qualité de l'alimentation et de nombreuses maladies : hypertension, le diabète, cancers…[18]

Si votre corps nécessite de capter de bons éléments depuis l'extérieur, il va aussi tenter de rejeter ce qu'il considère comme inutile ou toxique pour lui. Que ces éléments soient contenus dans la nourriture que vous ingérez, ou qu'ils aient été générés ou stockés par votre organisme, de par votre activité physique, votre stress ou vos problèmes de santé par exemple. Vos organes et conduits chargés de filtrer et rejeter ces déchets sont appelés

---

[18] ncbi.nlm.nih.gov
    Hypertension : Dietary approaches to prevent hypertension
    Diabète : Nutritional recommendations for individuals with diabetes
    Cancer : Nutrition and cancer: a review of the evidence for an anti-cancer diet

« émonctoires ». Ils vous permettent de nettoyer votre organisme. Et il existe trois chemins primaires pour expulser ces déchets : les narines, qui expulsent un air chargé de déchets à votre expiration ; l'urètre, qui libère les urines ; et le rectum, qui est l'aboutissement du tube digestif et évacue les selles. Pour les femmes, il existe une quatrième façon importante d'évacuer des toxines : les pertes vaginales et les règles.

Lorsque vous ne maîtrisez pas votre santé, en négligeant les différents aspects que vous avez lu depuis le début de ce livre, vous surchargez de travail vos émonctoires : vous épuisez vos reins, vous encrassez vos intestins et rendez leurs parois inflammées et perméables à des éléments indésirables qui passent dans le sang, vous obstruez vos voies respiratoires, vous perturbez vos cycles menstruels pour les femmes. Les déchets s'accumulent dans l'organisme, et celui-ci va tenter de préserver votre santé par d'autres moyens.

L'un d'entre eux consiste à encapsuler les toxines dans des boules de matières à l'intérieur du corps, pour les piéger et les empêcher de circuler, comme dans un kyste par exemple.

L'autre moyen, consiste à utiliser le processus d'inflammation pour les détruire. Dans les deux cas, s'il a l'énergie pour le faire, le corps va tenter de les éloigner de son centre vers sa périphérie, et libérer ces toxines par votre plus grande surface de communication avec le monde extérieur…

La peau

C'est l'organe le plus étendu du corps humain. Elle est la frontière entre vous et l'extérieur, et bien que le tissu de votre peau soit très serré, elle n'est imperméable pour autant. C'est une vraie interface avec le vivant.

La peau capte les contacts et la pression, pour réguler vos expériences de vie et signaler un contexte favorable ou non (douleur).

Elle détecte la température et l'humidité de votre environnement, et laisse échapper de la chaleur et de l'eau pour vous permettre de réguler votre propre température.

Elle contient des éléments qui, activés par la lumière du soleil, sont au départ d'un cycle de synthèse de la vitamine D par votre corps, essentielle pour votre bonne santé.

Elle est la première ligne de votre immunité pour détecter les agents pathogènes externes et permettre à votre corps de se défendre et maintenir son équilibre.

Elle est également parcourue par de très nombreux petits vaisseaux qui bouclent et sont les points les plus fins et étroits de votre système sanguin (les capillaires) : ils constituent une remarquable capacité d'échange dans votre organisme, ainsi qu'une réserve de sang mobilisable. En Europe, le docteur Alexandre Salmanoff a œuvré durant la première moitié du XXè siècle à démontrer l'importance de stimuler ces réseaux capillaires aux extrémités, pour maintenir une circulation saine en aller-retour avec le cœur.

Votre peau permet aussi d'expulser des déchets qui sont passés dans l'organisme et n'arrivent pas à être éliminés par les autres voies : c'est un émonctoire de secours, qui vous permet de mieux comprendre l'apparition de boutons, plaques, démangeaisons…

Elle vous protège, vous régule physiquement, mais aussi moralement. Depuis votre naissance, le fait d'être en contact peau contre peau procure un véritable apaisement et améliore significativement votre bien-être. Les bienfaits vont jusqu'à améliorer la relation parent-enfant[19].

Votre être entier, un ensemble d'émetteurs-récepteurs

La peau est un très bon exemple pour illustrer le fait que les échanges ne se limitent pas directement à des substances chimiques. Quand elle régule votre température, il s'agit d'un échange de concentration de matière. Quand elle reçoit les rayons du soleil et active des éléments pour synthétiser la vitamine D, il s'agit d'une réaction à des ondes. Et concernant la réaction peau contre peau, il s'agit d'un mécanisme programmé de réaction : l'intention est de se sentir en sécurité, et elle se propage chez les personnes en contact physique.

---

[19] DOI: 10.1177/1099800417735633 - Increase in Oxytocin from skin-to-skin contact enhances development of parent-infant relationship

Tous ces types d'échanges, votre être entier en dépend pour vivre son expérience dans ce monde.

Concernant la concentration de matière, vous êtes capable d'interagir avec les mouvements, les vibrations se propageant dans l'air, l'eau, les objets : c'est ce qui est communément appelé « les sons ». Votre corps les perçoit, et vous disposez d'instruments spécialisés que sont vos oreilles, vos conduits auditifs et vos tympans pour capter et traduire ces informations. Mais également de cordes vocales et de vos voies respiratoires hautes pour émettre et amplifier vous-même ce genre de signaux.

Pour les rayonnements, vous êtes aussi capable d'interagir avec les vibrations se propageant d'elles-mêmes dans le vide, ce qu'on appelle « les ondes électromagnétiques », parfois simplement « les ondes » dans le langage courant. C'est ce que font vos yeux lorsque vous voyez des couleurs : ils captent une partie des ondes électromagnétiques renvoyées par les objets que vous regardez, et la couleur que vous voyez n'est qu'une interprétation de votre cerveau, qui représente une moyenne des ondes que vous arrivez à percevoir. À l'inverse, votre corps émet en permanence des ondes de type infrarouge par exemple. Bien que les yeux humains ne puissent pas les voir, certains animaux comme les serpents le peuvent, ou encore des matériels humains spécialisés comme les lunettes ou caméras thermiques[20].

Enfin, les mécanismes programmés pour la survie et l'évolution ne se limitent pas non plus à la peau. C'est le cas avec les émotions. Vous avez naturellement le réflexe de vous calquer sur l'émotion de la personne avec qui vous entrez en relation : une attitude joyeuse, un comportement nerveux, un ressenti de tristesse, ou un simple sourire… Vous agissez par mimétisme. Cela s'étend jusqu'à l'atmosphère d'un lieu. Vous avez peut-être déjà fait le constat de l'effet contagieux que peut avoir sur vous un lieu avec une ambiance agréable ou festive, qui va vous détendre et vous mettre en joie. Ou au contraire une atmosphère lourde, déprimée ou tendue, qui va vous mettre mal à l'aise et vous donner l'envie de quitter cet endroit ou bien d'agir pour changer son ambiance.

Tous ces échanges vous façonnent, au quotidien. Vous en rendre compte et intégrer certaines habitudes jouera un rôle très important sur votre développement et votre bien-être.

---

[20] Youtube - ScienceEtonnante : Qu'est-ce qu'une couleur ?
Youtube - ScienceClic : Les ondes électromagnétiques

Émetteurs Récepteurs – Pratique au quotidien

Éliminer

En parallèle d'une saine alimentation pour améliorer votre santé et celle de vos organes et viscères, prenez l'habitude suivante : vous retenir le moins longtemps possible. Lorsque votre organisme vous signale qu'il est temps d'aller uriner ou d'aller à la selle, n'attendez pas. La retenue induit un stress pour l'organisme. Vous pouvez d'ailleurs le percevoir lorsque vous vous retenez. Plus vous attendez longtemps, plus le signal s'amplifie, de façon exponentielle jusqu'à ce que vous évacuiez ce qui doit l'être.

Un deuxième conseil est d'être particulièrement attentif à votre envie d'aller aux toilettes au réveil et dans l'heure qui suit. Durant votre sommeil, votre corps s'est livré à un grand travail de filtration et de drainage en profondeur, d'autant plus si vous avez allégé votre diner ou du moins mangé tôt. Aidez-vous donc à éliminer toutes ces toxines afin de ne pas démarrer votre journée avec. Les différentes habitudes mises en place jusqu'ici, comme boire un verre d'eau à jeun, se masser le ventre, faire un peu d'exercice physique, ou commencer à manger, vont réactiver les mouvements autonomes de vos viscères et faciliter l'envie d'aller aux toilettes.

Pour les femmes, il y a un conseil supplémentaire concernant les cycles menstruels. Étant un moyen naturel d'élimination, renseignez-vous auprès de spécialistes médicaux des différentes alternatives de contraception qui vous permettraient de ne plus perturber votre cycle. La science progresse et des méthodes non invasives existent. Il existe par exemple la méthode de la symptothermie qui permet d'affiner la maîtrise de votre cycle.

Cette question de contraception concerne de façon égale les hommes. Il existe des méthodes de contraception masculine également non invasives, comme des sous-vêtements spécialisés qui modifient légèrement la température de vos testicules et ajustent votre fertilité naturellement. Cette méthode étant associée à des contrôles médicaux par spermogramme.

Il est utile de rappeler qu'aucune méthode contraceptive non définitive n'est efficace à 100%. Faites-vous suivre médicalement afin d'être correctement conseillé et surveillé.

Utiliser la puissance de votre peau

Premièrement, utilisez le contact peau contre peau.

D'abord vous seul. Par les massages bien sûr, mais il y a une méthode alternative, rapide et très efficace pour à la fois solliciter votre peau et vous dynamiser le matin : vous frotter et vous tapoter l'ensemble du corps. Commencez par vous frotter le corps avec vos mains : mains, avant-bras, bras, puis les pieds, jambes, cuisses, fessiers, puis le dos, le ventre, le torse, et enfin le cou et la tête. Ensuite, tapotez-vous l'extrémité des doigts quelques secondes, comme si vous applaudissiez avec le bout des doigts. Puis tapotez le bout de vos orteils contre le sol. Enfin, de nouveau avec la paume de vos mains, tapotez-vous sur l'ensemble du corps. L'objectif est d'être juste en dessous d'un seuil de gêne ou de douleur, et de profiter d'une bonne stimulation.

Un autre conseil pour utiliser le contact peau contre peau est d'accorder de l'importance au contact avec les autres. Serrez dans vos bras les gens que vous aimez. Prenez le temps également de vous faire masser. Ce peut être avec une personne que vous connaissez pour profiter du bien-être généré psychologiquement par votre relation, mais aussi avec un masseur professionnel avec qui vous ne partagez pas de relation personnelle, pour profiter d'un lâcher prise total. Pensez également à donner des massages, c'est important pour votre ressenti, d'offrir du bien-être à une autre personne.

Le contact s'étend aussi au liquide et à l'air : vous pouvez utiliser la stimulation thermique pour renforcer votre santé et votre bien-être.

La chaleur tout d'abord. Sans excès, elle nous est agréable car nous sommes des animaux à sang chaud, dont l'organisme fait un effort constant pour conserver une température assez élevée (un peu au-dessous de 37°).

L'apport d'une chaleur externe va soulager cet effort. Elle détend les muscles, dilate les vaisseaux sanguins et favorise la circulation du sang, les échanges d'éléments dans le corps, et l'élimination des toxines.

Le froid est naturellement plus redouté par l'être humain, mais il comporte aussi d'importants bienfaits. Une exposition au froid sur une durée courte va vous dynamiser, car votre corps va répondre à ce stress en se contractant. Il va ainsi chasser le sang vers le centre de votre corps et diminuer la circulation d'éléments à l'endroit exposé au froid. Il va également réduire les réactions inflammatoires. C'est un procédé qui peut être utilisé pour calmer les douleurs (comme le font les sportifs professionnels avec les bombes de froid) et chasser les toxines d'une zone à soigner.

L'exposition courte mais très régulière au froid vous aide aussi à vous en protéger, car votre corps va progressivement modifier la nature de vos graisses pour donner plus d'importance à celles qui sont capables de générer de la chaleur lorsque c'est nécessaire.

En revanche, sur une durée longue ou exposé de façon trop intense, le froid ralentit et fige. Il crée une diminution de vos fonctions vitales et génère cette fois des douleurs. Il faut donc l'utiliser avec beaucoup de précaution, sur de courtes durées (quelques secondes à quelques minutes) et avec une intensité qui dépendent essentiellement de votre ressenti. Le bon signe à utiliser, c'est quand le froid vous dynamise et vous fait réagir : vous vous mettez à bouger, cela vous induit un stress mais qui vous stimule. Cela signifie que l'exposition à laquelle vous vous soumettez est supportable pour votre organisme. Si au contraire cela vous déclenche une réaction de blocage, de prostration, de rejet, c'est que vous dépassez votre capacité à réagir au degré de froid auquel vous vous exposez.

Les exercices pratiques de stimulation par chaleur ou froid sont assez simples.

L'exercice le plus indispensable est de récupérer la chaleur du soleil, en exposant votre corps dénudé, tous les jours de beau temps. Sur le corps entier, c'est l'idéal, mais les conditions ne sont pas toujours réunies pour vous dénuder, ou bien cela n'est pas dans vos habitudes ou votre culture. Une technique alternative consiste à s'exposer plus discrètement des mains jusqu'aux coudes, des pieds jusqu'aux genoux, et la tête. Afin d'atteindre environ un tiers de votre corps exposé. Durant une durée raisonnable – il est communément recommandé une vingtaine de minutes tout au plus – en évitant les heures où les rayons du soleil vous semblent agressifs, afin de vous protéger des risques de cancer de la peau.

Pour le froid, l'exercice le plus important et accessible est également de vous dénuder, ou du moins de peu vous couvrir, et de vous exposer à l'extérieur lorsqu'il fait froid. Soyez attentifs à vos ressentis et à vos limites. Gardez aussi à l'esprit que votre corps va chercher en priorité à protéger son centre, avec les organes internes, et que ceux sur la partie moyenne et basse sont plus sensibles au froid (estomac, rate, intestins, reins…). Votre tête émet aussi beaucoup de chaleur et est assez sensible au froid. Vous pouvez donc en tenir compte, en découvrant par exemple légèrement plus vos mains, avant-bras, bras, pieds, jambes, et cuisses, que le reste de votre corps.

Ce genre d'exposition au chaud ou au froid peut se faire également de façon professionnelle. Il existe des procédés comme le sauna ou le hammam pour la chaleur, ou la cryothérapie pour le froid. De façon occasionnelle, ou thérapeutique, vous pouvez également les pratiquer, mais il est indispensable de vous assurer au préalable de ne pas avoir de contre-indication médicale. La chaleur et le froid auxquels vous vous exposez avec ces méthodes sont assez intenses et peuvent ne pas vous convenir. Soyez particulièrement vigilants si vous êtes sujets à des troubles cardiaques ou de circulation sanguine, des douleurs et obstructions chroniques articulaires, ou des pertes d'équilibre ou de mémoire. Prenez le temps d'échanger avec votre médecin sur ces techniques.

Enfin, vous pouvez vous servir de l'eau pour stimuler votre corps par la chaleur ou le froid. Un conseil, ayez toujours chez vous une bassine qui puisse vous servir uniquement à faire des bains de pieds. Pour le corps entier, vous pouvez utiliser un jet d'eau ou bien plonger votre corps dans un bain. L'avantage de l'eau par rapport à l'air est que vous pourrez peut-être plus facilement contrôler sa température. Un autre avantage est de pouvoir passer immédiatement d'un bain chaud à un bain froid, et vice versa. Cela génère un effet de pompe pour l'organisme. Vous favorisez la dilatation et les échanges par la chaleur, puis vous dynamisez et chassez les liquides (et les toxines) par le froid.

Par contre, soyez conscients que les échanges thermiques se font plus rapidement dans l'eau que dans l'air, vous y serez plus sensibles. Si un sauna permet de s'exposer facilement à des températures dépassant les 60°, un bain aux environs de votre température corporelle (de 36 à 38°) est déjà un maximum à ne pas dépasser pour votre santé. De la même façon, vous serez plus rapidement gêné par le froid d'un bain à 15° par exemple, que de vous exposer à l'extérieur par une température de 15°. Pour le froid, utilisez une température que vous pouvez supporter (même si elle ne vous semble pas très basse). Au fil des jours, des semaines, vous pourrez essayer de la diminuer, degré par degré.

Que ce soit pour la chaleur ou le froid, gardez à l'esprit ces règles simples : durées courtes (quelques minutes tout au plus), selon votre ressenti, et vos membres supportent mieux les changements de température que votre centre ou votre tête. Vous pouvez donc davantage exposer vos membres que le reste du corps, si vous vous exposez à l'air frais, au soleil, ou à un jet d'eau. Ou sélectionnez la température que peuvent supporter les parties les plus sensibles de votre corps, à savoir votre centre (ventre, torse et dos) et votre tête, quand vous optez pour un bain complet.

Stimuler l'ensemble de vos sens

Pour profiter d'un mélange de nombreuses stimulations, il existe un exercice idéal, qui n'en est pas vraiment un : vous placer dans un environnement de nature, particulièrement si vous vivez au quotidien dans un cadre urbanisé. Vous balader toutes les semaines en campagne ou en forêt, en toute saison, pour apprécier les différences de lumière, de couleurs, d'odeurs, de sons. Les différentes présences d'animaux, leurs cris ou leurs chants. Marcher pieds nus, toucher le sol avec vos mains également, que ce soit lorsque vous faites une pause dans votre balade, ou pour travailler la terre en jardinant par exemple. Faire votre séance de sport, de gym douce, de méditation, ou de respiration consciente en pleine nature.

La présence régulière voire quotidienne dans un cadre naturel peut sembler relever d'un simple confort, et anodine en termes de santé, mais ce n'est pas le cas. Il a notamment été constaté qu'une exposition régulière à un air campagnard améliore le système immunitaire, dont le résultat est une baisse significative des réactions allergiques.[21] Un autre

---

[21] DOI: 10.1126/science.aac6623 – Farm dust and endotoxin protect against allergy through A20 induction in lung epithelial cells.

phénomène que vous avez pu constater vous-même, c'est la sensation de regain d'énergie ou même de changement de teint et de qualité de peau, notamment sur le visage, après des balades en montagne ou en bord de mer. La nature vous alimente par votre simple contact avec elle. Un peu à la manière d'une prise, vous vous branchez pour récupérer de l'énergie tout en vous déchargeant de vos tensions excessives.

Une autre connexion fondamentale, c'est celle de votre rapport aux autres. Le contact humain, social. Ce qui s'échange, par les actes, les paroles, mais aussi le non verbal, les expressions, les attitudes, les regards. Le simple fait de partager un moment à deux, ou en groupes plus larges, permet d'une façon complémentaire à celle de la nature, d'apaiser vos tensions, de vous sentir mieux, de vous recharger en énergie. Quelle que soit la période que vous traversez dans votre vie, gardez toujours un peu de place pour partager du temps avec les gens que vous aimez, mais également pour faire de nouvelles rencontres, y compris avec des personnes ayant un parcours ou une culture différents des vôtres.

Les moments partagés sont même salutaires quand vous estimez que vous n'avez plus assez de temps à consacrer à votre vie sociale : études exigeantes, projet personnel ou professionnel chronophage, période de vie familiale intense, arrivée d'un nouveau-né… C'est justement dans ces cas qu'il vous faut impérativement garder un minimum d'espace disponible pour vous-même, et vous aménager un peu de temps seul, mais aussi avec votre conjoint, votre famille, vos amis… Cela réduira grandement les chances d'arriver à saturation en raison des événements qui prennent beaucoup de place dans votre vie, car vous n'aurez pas l'impression d'être en vase clos sans échappatoire ni alternative temporaire. De plus, cela évitera de ternir certaines de vos relations, qui parfois pâtissent de votre absence ou de ce qui semble être un désintérêt de votre part, quand bien même ce ne serait pas votre intention.

Quoi qu'il en soit, il existe une condition permettant que les relations sociales se vivent de façon positive : il faut que les protagonistes soient dans une bonne attitude et une bonne atmosphère. C'est pour cette raison que cet aspect n'est abordé que maintenant dans le livre, après avoir évoqué quasiment toute la palette de conseils pour votre équilibre et votre santé. Parce que se jouent, au sein de nos comportements sociaux, des échanges. Il arrive que nous véhiculions aux autres nos tensions, nos frustrations, ces derniers faisant de même avec les leurs.

Avoir conscience de cela, permet de travailler sur vous à tous les niveaux et d'évacuer vos tensions de façon saine par de multiples autres moyens et de vous charger positivement. Ainsi, lorsque se jouent vos interactions sociales, vous êtes en mesure de faire plusieurs choses : ne pas véhiculer trop de tensions néfastes aux autres ; ne pas récupérer facilement celle des autres. Et vous créez ainsi des échanges plus justes, basés sur l'attente de donner et recevoir le meilleur. Vous évitez alors les interactions nées d'un mal-être ou d'un manque, mais aussi celles dont vous ne pourriez profiter pleinement parce que vous êtes dans de mauvaises conditions mentales.

Attention, cela ne signifie pas que vous devez vous couper du monde en cas de moment de difficulté ou de détresse personnelle. Savoir demander de l'aide, du réconfort, est une démarche importante pour votre santé et un retour à un mieux-être. Mais savoir s'occuper de soi vous évite de projeter votre négativité sur les autres pour la moindre contrariété. Il peut nous arriver tristement d'injurier un inconnu que nous croisons pour une simple incivilité, ou encore d'utiliser nos proches comme réceptacle de nos négativités en les contactant uniquement pour déverser nos malheurs.

En résumé, sachez mettre en place tout ce qui est entre vos mains pour aller bien, sachez également chercher et recevoir de l'attention quand les choses vont mal pour vous, et ne vous contentez jamais de ces interactions de réconfort avec vos proches. Au contraire, gardez toujours une place pour partager de bons moments avec eux.

Pour conclure sur ce point, vous pouvez étendre dans une certaine mesure ces relations sociales à d'autres espèces que l'être humain, notamment une partie des espèces vertébrées, avec des bénéfices similaires et complémentaires. En effet, si les animaux ne partagent pas notre langage, ils ont en général bien moins de filtres sociaux que nous. La communication avec eux peut sembler plus difficile, mais elle peut être aussi plus directe, plus franche, à partir du moment où vous arrivez à comprendre les codes de fonctionnement de l'animal. C'est une belle opportunité supplémentaire de vous recharger et vous apaiser par l'échange avec le vivant.

Accordez une grande attention à vos ressentis

Durant la partie consacrée à votre étage émotionnel, il est une émotion que nous n'avions pas traitée jusque-là : le dégoût. En fait, on pourrait la regrouper dans une triade d'émotions universelles : surprise, curiosité, et dégoût. Elles sont le marqueur de ce qui vous convient ou non.

La surprise, nous l'avons vu précédemment, vient souvent en premier lieu. Elle est neutre. Elle est la réaction immédiate face à l'inattendu, et n'est pas teintée de positif ou de négatif, à moins qu'elle ne s'accompagne de peur face à une surprise qui représente une violence à votre égard, lorsque que vous sursautez ou criez par exemple.

La curiosité est plutôt le prolongement positif de la surprise, elle vous enjoint à creuser le sujet qui vient agiter votre intérêt. Prenez donc l'habitude suivante : lorsque quelque chose attire votre curiosité, sans vous repousser, consacrez-y du temps. Il peut s'agir de chercher la simple réponse à une question, d'une conversation sur un sujet que vous maîtrisez peu ou pas du tout, ou encore de la découverte d'une nouvelle discipline ou d'un nouveau projet qui vous intéresse.

Le dégoût, au contraire, est une alarme personnelle, pour vous éloigner et vous protéger. Ici aussi, prenez le réflexe de suivre, au moins temporairement, votre intuition. Il peut s'agir d'un aliment ou plat qui vous semble avarié ou non attrayant, d'une conversation générant un mauvais état d'esprit, ou encore d'un lieu qui ne vous donne pas du tout envie d'y rester. C'est le signal qu'au moins en l'état actuel, les conditions qui vous sont présentées risquent de vous être défavorables.

Cela peut paraître évident de dire de suivre ses intuitions. Mais combien de fois la raison, l'éducation ou la pression sociale vous fait étouffer vos intuitions pour au final dévier votre décision ?

Adoptez donc ce réflexe de suivre vos ressentis. C'est valable pour toute chose : ce que vous inspirez, mangez, buvez ; ce que vous voyez ; ce que vous ressentez à travers une interaction avec une autre personne, ou un autre être vivant ; ce que vous ressentez en étant sur un lieu. Éloignez tout jugement de valeur absolu, ou dénigrement sur ce que vous ressentez. Ce que vous captez vous permet de savoir si l'endroit où vous êtes et ce que vous êtes en train de faire est approprié pour vous ou non. Lorsqu'il s'agit d'une situation qui n'a pas vraiment d'explication, comme le fait de vous sentir mal à l'aise quelque part sans raison particulière, ne cherchez pas forcément à comprendre ce qu'il se passe sur le moment.

Vous pouvez bien sûr décider de braver votre signal d'alerte, de rejet, pour tenter l'expérience, à vos risques et périls. Si vous décidez de tenter l'expérience malgré tout, restez toujours dans un état d'esprit de compréhension et de pacification, sans vous générer un excès de peur, ou de surenchère émotionnelle.

À l'inverse, si votre sentiment de rejet est trop fort, ou que vous décidez de suivre votre intuition, faites tout ce qu'il faut pour vous éloigner de la situation qui vous semble néfaste au plus vite. Cela ne vous empêchera pas de réfléchir ensuite sur les causes de vos ressentis, qui peuvent être externes (comme une sensation de contexte réellement dangereux) ou internes (comme des souvenirs similaires traumatiques qui surgissent).

Ces ressentis sont particulièrement importants à un endroit où vous allez passer en général beaucoup de temps : votre lieu de vie. Votre intuition s'y applique également. Qu'il s'agisse d'un lieu que vous visitez avec pour objectif de vous y installer, ou qu'il s'agisse de votre lieu de vie actuel.

Lorsque vous êtes en quête d'un lieu de vie, vous tenez compte de nombreuses choses : emplacement, budget, état actuel du lieu et travaux potentiels à prévoir... Mais vous l'avez remarqué, vous avez aussi un ressenti général, vous pouvez avoir ce qu'on appelle communément un « coup de cœur » sur un lieu, ou à l'inverse ne pas bien le ressentir, ou ne pas être spécialement stimulé et enthousiasmé, sans trop savoir pourquoi. Écoutez-vous. Si vous ne « sentez » pas un lieu, même sans savoir l'expliquer, ne vous y engagez pas.

Concernant votre lieu actuel de vie, il faut également savoir prendre une décision importante pour votre santé. Certains lieux ne sont pas idéaux pour vous, pour diverses raisons qui peuvent d'ailleurs vous échapper.

Mais il y a des signes qui ne trompent pas. Si vous y rencontrez des problèmes réguliers, que vous, vos animaux de compagnie et vos végétaux semblez y dépérir… Considérez sérieusement le fait de changer de lieu de vie.. Même si c'est difficile à mettre en œuvre, il s'agit de votre vie et de votre santé. N'évacuez pas la problématique en vous disant que c'est dans votre tête, que vous vous faites des idées.

Tenez bien évidemment compte de tous les autres paramètres décrits dans ce livre, pour avoir un regard juste sur votre état et ne pas « accuser » votre lieu de vie de tous vos maux. Mais si vous avez l'impression qu'en dépit de votre application à vous occuper de votre santé et de votre vie, quelque chose vous entrave et vous vide, vous, votre foyer et ce qui est sensé s'y épanouir, faites le nécessaire. En temps voulu et selon vos moyens – il ne s'agit pas de vous mettre en danger plus immédiat encore en quittant l'endroit où vous êtes, accordez-vous un lieu de vie et un environnement quotidien plus sain.

L'ensemble des pratiques de cette partie vise une seule chose en fin de compte : que vous viviez en harmonie avec le monde, selon qui vous êtes à chaque instant, en vous permettant d'évoluer. De vous accorder sur vos ressentis et vos rythmes, selon vos capacités. Pour pouvoir vous respecter et vous sentir au mieux, tout en vous plaçant en résonnance avec les différents rythmes du monde : ceux du soleil, de la lune et des étoiles par notre exposition et notre sensibilité à la lumière qui ont orienté notre façon de vivre ; saisonniers et annuels par les changements cycliques de climat ; biologiques par les échanges entre les espèces vivantes, qui ont façonné nos réactions et comportements présents et sont la condition de notre évolution.

Cette façon de penser nous élève vers quelque chose de grand, qui dépasse notre réflexion ordinaire et quotidienne. Bien souvent, nous chassons ces interrogations abstraites de notre esprit, pour nous concentrer davantage sur le présent et nos nombreuses occupations et préoccupations. Pourtant, vous en êtes dépendant, à travers une des seules questions métaphysiques que vous vous êtes déjà nécessairement posée, et dont la réponse (ou l'absence de réponse) influe radicalement sur votre façon de vivre votre vie : qui êtes-vous, et quel est le sens de votre existence ici ?

PARTIE 4

VOTRE CHEMIN DE VIE

VOTRE RAISON D'EXISTER

Votre raison d'exister – Synthèse

Cette question est difficile. Ce livre n'est pas en mesure de vous apporter directement cette réponse, et personne ne le peut à votre place, il s'agit d'une quête unique et personnelle. Ce qui peut être abordé ici, ce sont les raisons pour lesquelles il est très important de vous occuper de cette question. Quelles méthodes utiliser pour vous aider à trouver votre voie personnelle. Comment cultiver une personnalité forte et maîtresse de ses choix.

Pourquoi trouver votre voie, votre raison d'exister ?

Premièrement, parce que vous n'avez logiquement aucun intérêt à ne pas vous en occuper. Si vous pensez que vous n'êtes pas ici par hasard, et que votre évolution est le fruit de nombreux cycles de vie, votre objectif est donc d'accomplir ce pourquoi vous êtes présent dans cette vie. Si au contraire, vous pensez que vous êtes une manifestation temporaire et hasardeuse de l'évolution, et que vous n'avez qu'une vie, vous devriez être motivé à vivre la vie que vous voulez jusqu'à votre dernier jour.

Si le fait de se mettre à marcher sur votre chemin est si compliqué, c'est parce que vous vous retrouvez face à vos peurs et à vos échecs passés. Mais aussi parce que vous pouvez estimer que plus le temps passe et vous rapproche de la mort, moins cela vaut la peine de réaliser votre vie rêvée. C'est une erreur.

Plus vous avancez en âge et plus vous êtes mené à faire le bilan de votre vie. Bronnie Ware, une infirmière en soins palliatifs, a recueilli auprès de patients mourants quelque chose de très important : leurs regrets. Et a écrit un livre sur ceux qui revenaient le plus : « *Les 5 regrets des personnes en fin de vie* ». Il est déjà intéressant de constater que trois d'entre eux sont en lien avec la retenue des sentiments et le manque de contact avec des êtres aimés, des éléments dont nous avons abordé l'importance précédemment. Les deux autres regrets, eux, concernent le chemin de vie et sa qualité, notamment le regret le plus fréquent évoqué par les mourants : ne pas avoir eu le courage de vivre la vie qu'ils souhaitaient.

Prenez conscience d'une chose. Être heureux sur sa voie est au moins aussi important que d'atteindre des objectifs ambitieux. Ignorer cela, c'est errer sans but profond. Ou du moins ne pas être à la barre de votre navire, guidé essentiellement par des objectifs superficiels, matérialistes et de vision à court terme… pendant que les regrets s'accumulent et grandissent. Il n'est donc jamais trop tard pour vous mettre à marcher sur votre chemin. Vous avez la possibilité d'évoluer et d'être heureux, même jusqu'aux portes de la mort.

Alors faites-le dès maintenant, et n'accumulez pas plus longtemps de regrets potentiels. Quel que soit votre âge. Quelle que soit votre santé ou votre situation sociale. Et quels que soient vos rêves ou vos ambitions. Faites le point entre votre état actuel, vos aspirations et ce que vous êtes en mesure d'entreprendre. Et posez la première pierre pour bâtir votre vie souhaitée, peu importe d'où vous commencez et vos capacités actuelles. Vous dire que vous êtes trop vieux, pas assez riche, ou en trop faible santé pour accomplir vos objectifs, représente peut-être une partie de votre réalité actuelle, mais surtout autant de prétextes qui ne font que vous retarder. La seule conséquence, sera de ne pas vous faire bouger, ne pas vous faire changer.

Au contraire, cheminer sur votre voie, vous apportera du bonheur quelle que soit votre situation, et vous rapprochera de vos buts. D'un point de vue extérieur et un peu cynique, rien ne change : vous êtes toujours un être mortel dont la vie va prendre fin un jour. Mais à l'intérieur, tout change : peu importe quand votre vie touchera à sa fin, vous aurez vécu en cohérence avec vous-même, plus heureux et ayant accompli toujours plus de choses que si vous vous étiez laissé vivre.

Perturbations sur votre chemin : émotions et biais cognitifs

Pour avancer correctement sur votre chemin, avant même de vous munir de petites habitudes qui vont vous y aider, il vous faut développer un esprit ouvert, bien construit et non manipulable. Il est beaucoup plus difficile de vous révéler et d'avancer si vous n'avez pas conscience de certains mécanismes communs à vous et vos contemporains.

Votre empathie tout d'abord. C'est une capacité très positive, qui permet de réagir spontanément à la détresse de quelqu'un. Par contre, elle peut être utilisée contre vous, de façon volontaire ou non. C'est le cas lorsque qu'une personne fait appel à vos émotions, en vous faisant du chantage affectif, ou en jouant sur votre culpabilité. Cela peut venir d'une personne que vous connaissez directement, mais aussi d'une personnalité ou d'une organisation, médiatique ou politique, ou encore par le biais d'un spot publicitaire. Cela fonctionne également avec la peur. Globalement, retenez que lorsque quelqu'un fait appel à vos émotions, l'effet sera de faire dévier votre jugement, et peut-être même votre prise de décision, si vous ne vous en rendez pas compte.

Votre propre construction ensuite, peut représenter une entrave. Nous avons tous reçu une éducation, et vivons dans un pays avec ses règles culturelles et sociales. De plus, nous avons tous appris et vécu certaines choses dans notre vie, et pas d'autres.

Cela vous génère un ensemble de connaissances et de compétences, mais aussi de convictions et d'ignorances. Nous avons tous une représentation du monde très incomplète, alors que le rôle de notre cerveau est de rendre celui-ci compréhensible, cohérent et stable avec qui nous sommes, nos connaissances, nos convictions, et les informations que nous sommes capables d'intégrer. Cela nous conduit à des comportements ou des prises de décisions peu, voire pas rationnelles : c'est ce que l'on appelle les biais cognitifs. Il est important d'en avoir conscience, à la fois pour moduler vos prises de décision, reconnaître vos erreurs ou vos jugements incomplets, et pour déjouer les manipulations, car ces biais peuvent aussi être utilisés contre vous.

Nous allons en voir quelques-uns, ainsi que d'autres erreurs de réflexion, afin que vous puissiez vous en protéger. Les descriptions seront assez brèves, gardez donc à l'esprit qu'il s'agit de descriptions vulgarisées et simplifiées, que vous devrez creuser et expérimenter.

. La psychologie des foules, la contagion sociale et émotionnelle.

Ces mécanismes peuvent expliquer pourquoi vous pouvez être amené à reproduire un comportement fait par d'autres, que vous n'auriez peut-être pas adopté si vous étiez seul. Vous pouvez le faire par conformation sociale et peur de sortir de la norme. Ou par instinct de survie s'il s'agit d'un comportement de peur et de protection face à une menace potentielle. Par exemple, si une personne vous alerte d'un grave danger, ou si vous voyez une foule apeurée se mettre à courir dans une direction, vous préfèrerez instinctivement écouter la mise en garde ou vous mettre à courir, en prenant le risque qu'il s'agisse d'un mensonge ou d'une fausse alerte, plutôt que de prendre celui de vous exposer potentiellement à un danger important.

. L'erreur fondamentale d'attribution, et le biais d'autocomplaisance.

Ces biais peuvent vous mener à augmenter votre mérite personnel ou la responsabilité fautive des autres, en ne tenant pas assez compte de circonstances externes. Par exemple, lorsqu'une personne estime avoir réussi sa vie personnellement ou professionnellement, de par son mérite et son travail. Ou quand elle critique les personnes ayant une vie plus compliquée que la sienne en pensant que ce n'est parce qu'ils ne sont pas assez volontaires ou n'ont pas assez travaillé à l'école. Cette personne néglige les facteurs externes, comme l'importance d'avoir été bien entouré, avoir eu la chance de rencontrer les bonnes personnes au bon moment pour changer sa situation, ou encore avoir profité sans toujours s'en rendre compte d'un contexte social favorable à ce qu'elle voulait entreprendre, et sans lequel elle n'aurait peut-être pas réussi.

À l'inverse, ce type de biais peut mener une personne à se déresponsabiliser de ses échecs. Par exemple, si elle rencontre des difficultés, avoir tendance à minimiser son implication et ses actions. Ella va alors reporter une grande partie voire toute la responsabilité sur des facteurs externes :

celle d'une autre personne, celle de la société et de ses lois, ou même en jugeant de façon abstraite que c'est la vie qui est dure avec elle.

. La perception sélective, le biais d'attention, le biais de disponibilité, et l'effet retour de flamme.

Ces biais peuvent fausser complètement le jugement d'une personne, de plusieurs façons. En renforçant nos opinions en tenant compte essentiellement des informations qui nous intéressent, et en ayant tendance à minimiser ou évacuer celles qui ne vont pas dans le sens de nos convictions. En ne tenant pas compte non plus des informations que nous n'avons pas immédiatement à disposition. Il est même possible de se refermer de façon rigide sur notre propre opinion et de la renforcer, alors que des éléments contradictoires nous sont présentés.

. La simplification ou la caricature.

C'est la présentation biaisée d'un débat, réduit à seulement deux solutions grossières, deux camps avec peu de nuances. Cela peut concerner une personnalité, une question de société, un produit... Bien souvent, la conséquence est que cela force les individus à maintenir un avis tranché en se rangeant dans un camp de façon binaire, « pro » ou « anti ». Vous avez là affaire à une possible manipulation, car cette simplification empêche d'avoir un débat ouvert, elle efface certaines possibilités en ne permettant que deux positions, bloque l'émergence de solutions différentes et variées, où les personnes qui réfléchissent à ce sujet pourraient se comprendre et s'entendre. Lorsque vous entrez dans ce type de position simpliste, vous n'êtes plus en train de vous occuper de vous ni de vous construire un avis éclairé sur la question, vous vous retrouvez à camper une position fixe et à mal juger les personnes qui défendent la position opposée. Pire, vous pouvez vous retrouver destructeur d'une idée ou d'une solution à votre insu.

. L'effet de halo, et le sophisme génétique.

Ces biais conduisent à juger des qualités internes de quelqu'un selon des qualités plus externes, comme la première impression et l'apparence. C'est-à-dire que la forme, l'extérieur, l'aspect, va influer sur votre jugement du fond, de l'intérieur, du propos. Cela conduit par exemple, à surévaluer le propos ou les qualités d'une personne jugée attractive ou charismatique, et à sous-évaluer ceux d'une personne l'étant peu à vos yeux.

. L'argument d'autorité. Ce biais-ci concerne cette fois la qualification, les diplômes ou le métier de celui qui l'énonce. Il consiste à faire valoir ses qualifications pour donner un poids plus important à ses arguments et prendre l'ascendant dans une discussion.

À l'inverse, il existe aussi une manipulation visant à discréditer une personne en lui indiquant qu'elle n'a pas les qualifications nécessaires pour bien comprendre un sujet ou en parler.

. L'effet de simple exposition, et l'illusion de vérité.

Ces biais forcent l'acceptation. En effet, quand une information vous a été présentée une première fois, vous aurez tendance à l'accepter plus facilement lorsqu'elle vous sera présentée de nouveau. Et répéter une même information de nombreuses fois aura également tendance à vous la rendre naturellement crédible et acceptable dans le temps.

. La proposition fausse, et le choix illusoire.

Ces biais consistent à présenter une information comme établie et incontestable alors qu'elle n'est pas nécessairement vraie (proposition fausse), ou contraindre un choix à deux alternatives assez précises pour écarter la possibilité de penser ou choisir d'autres solutions (choix illusoire).

. Le biais d'ancrage, et la fenêtre d'Overton.

Le biais d'ancrage consiste à influencer une personne sur sa réponse avant qu'elle se prononce, en lui présentant une ou plusieurs informations avant de poser la question. Dans le cadre d'un sondage, il est également possible d'orienter les réponses, en choisissant de poser la question d'une certaine façon.

La fenêtre d'Overton représente le champ de ce qui est acceptable pour le public. En évoquant quelque chose qui est hors champ, inacceptable, la fenêtre d'Overton s'élargit et ccla rend plus acceptable quelque chose de moins grave que le public ciblé aurait à l'origine refusé ou remis en question.

Pour terminer, deux biais liés à vos apprentissages et expériences.

. L'impuissance acquise (ou impuissance apprise). Lorsque vos premières expériences dans un domaine se soldent par un échec, vous allez développer la croyance d'être incompétent ou incapable. Votre croyance est particulièrement renforcée si dans le même temps vous observez autour de vous d'autres personnes ayant de la réussite dans ce même domaine. Cela va vous conduire à échouer de nouveau, y compris sur les tâches les plus simples ou primaires, renforçant en boucle votre croyance de n'être définitivement pas doué pour ce domaine. Et vous fait développer un sentiment d'exclusion. C'est un phénomène qui s'illustre très bien au sein d'une classe d'école, lorsque les élèves sont évalués individuellement et sans coopération possible[22].

. La règle d'Apogée-Fin. Lorsque vous jugez si un de vos souvenirs est positif ou non, votre cerveau ne fait pas la moyenne de l'expérience que vous avez vécue, mais s'appuie essentiellement sur deux choses : ce qui s'y est passé de plus intense pour vous, et comment cela s'est terminé.

---

[22] Une professeure mène une expérience filmée en direct en salle de classe, où elle produit volontairement ce phénomène.
Youtube - « Comment induire l'impuissance apprise »
https://www.youtube.com/watch?v=j9I95BJsINc

Voyons maintenant ce que vous pouvez mettre en pratique pour éclaircir votre chemin.

Votre raison d'exister – Pratique au quotidien

Connaître sa voie à tout moment

Il est fort probable qu'au fond de vous, vous ayez déjà une idée de qui vous voulez être, et ce que vous voulez vivre. Mais votre raison et vos croyances parfois limitantes ne vous aidant pas, il peut être intéressant de recourir à certains exercices pour faire la lumière sur ce qui vous anime.

Commençons de façon « idéaliste ». Cela vous permet de vous donner une idée très pure du but de votre existence. Puisque c'est aux portes de la mort que nombre d'entre nous lâchons nos regrets, faites ce premier exercice : la pensée de la mort imminente. Placez-vous dans la situation suivante : imaginez que vous appreniez que vous allez mourir dans les 24h. Vous savez que pour vous, c'est la fin, et vous n'avez plus le temps d'entreprendre grand-chose. Laissez ce sentiment se répandre quelques secondes, avec l'inconfort, l'inquiétude, la peine, la peur qu'il peut générer. Et, posez-vous les deux questions suivantes : qu'auriez-vous aimé devenir et accomplir par-dessus tout si vous aviez pu continuer votre vie ? Et quel message, quel héritage souhaitez-vous laisser à votre descendance, à l'humanité, et à votre planète avant de mourir ? La réponse à ces questions vous donne votre chemin de vie.

Lorsque vous obtenez vos réponses, passez-les tout de même au filtre suivant : cette idée vient-elle réellement de vous-même et le feriez-vous pour vous, ou s'agit-il d'une attente familiale, sociale, culturelle ? Votre idée vient-elle pour faire plaisir à quelqu'un d'autre, obtenir sa reconnaissance, son approbation ou son amour ? Dans ce cas, prenez de nouveau le temps de vous immerger dans votre fin de vie, pour trouver des réponses qui ne viennent que de vous, votre vraie voie personnelle.

Notez qu'il se peut que les réponses que vous trouvez entrent en conflit avec votre entourage ou avec votre société, et ce qui a fait votre éducation et votre culture. Dans ce cas, c'est à vous de réfléchir dans quelle mesure vous êtes prêt à marcher sur votre chemin de vie, et dans quelle mesure vous devez accorder de l'importance à votre contexte culturel et social. Il n'y a pas de solution plus juste que les autres, l'essentiel est de rester tolérant et respectueux en tout temps de votre entourage et de votre environnement.

Dans les parties précédentes orientées sur la santé, nous avons traité du niveau émotionnel, qui représente ce qui vous anime, votre flamme et son expression. Également, nous avons vu l'importance de l'hygiène de vie et de l'alimentation comme facteur de longévité pour une population. Les anciens d'Okinawa, au Japon, ont popularisé le concept d'Ikigai – « La joie de vivre » - qui consiste à trouver votre raison d'être, les raisons qui font que vous vous levez joyeux le matin, avec l'envie de vivre pleinement votre journée. Si cette expression ne trouve pas écho chez vous, vous devriez faire l'exercice de définir votre Ikigai. C'est une façon plus terre à terre de trouver votre chemin de vie. Le schéma tient compte de vos besoins profonds, mais aussi des besoins de votre monde, ce qui est une bonne chose puisque nous sommes des êtres sociaux.

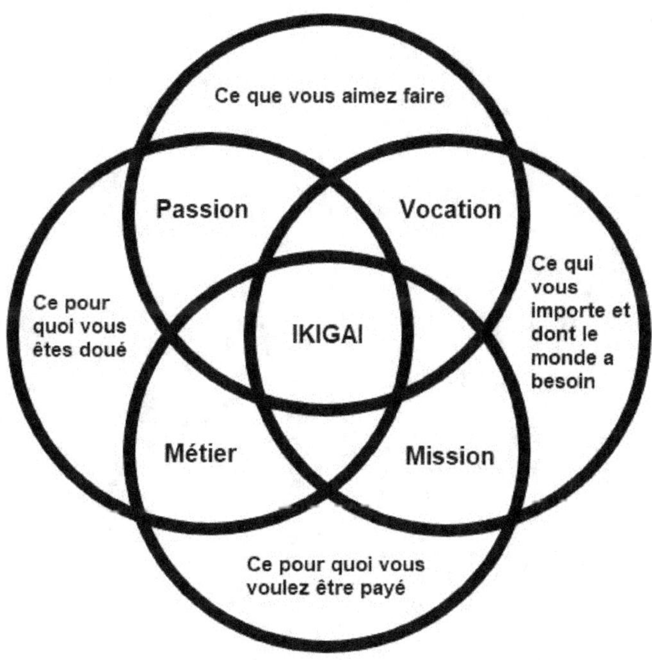

L'objectif est de réfléchir pour trouver au moins une réponse centrale qui convienne aux quatre critères : ce que vous aimez, ce pour quoi vous êtes doué, ce pour quoi vous êtes payé, et ce dont le monde a besoin.

Et si vous cherchiez le vôtre ici ?
Cette double page vous est réservée.

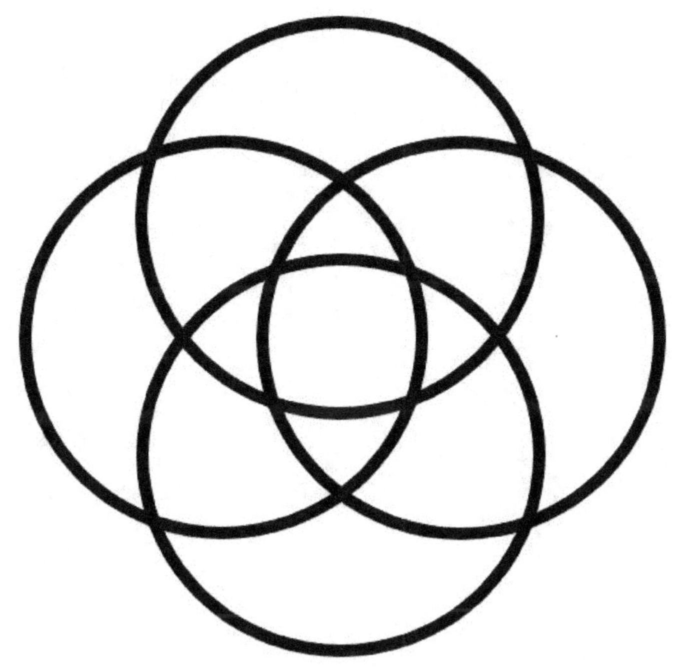

Dans votre vie actuelle, vous pouvez vous rendre compte que vous ne remplissez que partiellement ces critères. Il suffit qu'il en manque un seul pour vous sentir incomplet. Si vous ne faites pas ce que vous aimez, vous allez vivre une certaine frustration, un manque. Si vous ne faites pas ce pour quoi vous êtes doué, vous risquez de vivre un sentiment de gâchis, avec également une certaine frustration. Si vous ne faites pas quelque chose pour lequel vous pouvez être correctement rémunéré, vous allez vivre dans l'inquiétude et la précarité, ou la sensation de perdre beaucoup de temps avec un travail parallèle pour obtenir votre argent. Et si vous ne faites pas quelque chose dont le monde a besoin, vous pourrez vous sentir en marge, inutile à votre société.

Voilà pourquoi l'exercice de l'Ikigai est intéressant. Il vous permet de vous rapprocher de votre idéal, mais aussi d'un sentiment de plénitude, de joie et d'harmonie avec le reste du monde. N'hésitez pas à utiliser aussi, avec beaucoup de mesure, le regard qu'a votre entourage sur vous. En lui demandant dans quels métiers ils vous verraient bien. Ou en étant attentif lorsque différentes personnes vous font la même remarque élogieuse, sur une de vos qualités. Cela peut indiquer des choses à davantage exploiter chez vous. Notez que, peu importe ce que vous diront vos proches, il faut que cela résonne en vous, que cela ait du sens. Vous ne vivez pas pour exaucer la vision des autres.

La technique de la respiration libre / entravée.

Dans les conseils plus intuitifs, n'oubliez pas votre enthousiasme. Tout ce qui chez vous vient du cœur, ou vous met en joie, doit être approfondi. Ce et peut être une piste pour vous mettre sur votre chemin de vie.

Il est possible d'appliquer une technique intéressante, qui vous donne une réponse instantanée. Lorsque vous vous posez une question, ou que vous avez un choix à faire, et que votre mental ne vous aide pas vraiment, vous pouvez vous aider de votre respiration.

Vous avez pu constater dans votre vie, lorsque vous êtes dans une attente inquiète, dans le doute ou la peur du rejet, vous avez tendance à diminuer ou bloquer naturellement votre respiration. Comme le dit l'expression consacrée, on « retient son souffle ». À l'inverse, quand vous vous trouvez dans une situation qui se dénoue, qui vous libère, vous avez tendance à prendre une grande inspiration, et pousser un tout aussi grand soupir de soulagement. Ce sont des indicateurs du lien entre votre esprit et vos problématiques, et la modification de votre respiration. Ce qui vous entrave, pour une banalité du quotidien ou quelque chose de bien plus profond, va opprimer votre respiration. Ce qui vous libère et solutionne un problème y compris par la pensée va faciliter votre respiration. Utilisez cela à votre avantage dans vos choix de vie.

De façon pratique, quand vous avez un choix à faire, placez-vous dans une posture confortable, au calme, et placez votre attention sur votre respiration, sans chercher à la modifier. Puis pensez à votre problématique, et successivement aux différentes possibilités que vous envisagez pour la résoudre, pendant quelques secondes pour chacune d'elle. Pensez même aux éventualités ou solutions qui ne vous semblent pas accessibles actuellement.

Lorsque vous pensez à une de ces possibilités, soyez attentif à la variation de votre respiration. Vous pourrez constater si elle s'est raccourcie, entravée, ou bien au contraire si vous respirez davantage, comme libéré. Vous l'avez compris, dans le cas où la respiration s'oriente vers une diminution en réaction à votre pensée, c'est que la possibilité que vous explorez mentalement ne vous correspond pas à l'heure actuelle. Si au contraire, la respiration est libérée, c'est une indication pour vous d'explorer cette idée, cette piste.

Avec un peu de pratique, vous pourrez même noter des nuances. Par exemple, une solution envisagée qui vous déclenche une respiration correcte, et une autre solution qui va franchement débloquer et amplifier votre respiration : la deuxième marque une piste très importante à explorer pour vous.

Notez bien qu'un choix révélé par cette technique n'est pas forcément un choix judicieux, qui vous apportera du bonheur ou l'approbation systématique de votre demande si cela implique la sollicitation d'une tierce personne. La seule chose que permet cette technique, et c'est déjà très bien, c'est de révéler les choix dont vous avez besoin à l'instant où vous y pensez, lorsque vous êtes en proie au doute et que votre raison vous bloque dans l'indécision. Cette technique vous aide simplement à avancer sur votre chemin.

Clarifier votre chemin de vie

Un conseil important que le schéma de l'Ikigai laisse déjà apparaître : quand vous réfléchissez à votre chemin de vie, à une reconversion… brisez vos frontières habituelles entre travail, loisir, passion... N'excluez pas certaines idées en vous disant d'autorité que cela n'intéressera personne, ou que vous ne gagnerez jamais votre vie de cette façon. Ce ne sont que des exemples parmi de nombreux autres, mais n'excluez pas le fait que vous puissiez aimer jouer aux jeux vidéo ou les commenter, que vous aimiez créer des histoires, ou encore que vous vous plaisiez à faire rire votre entourage en toute circonstance. Tout ce que vous aimez naturellement faire, ou ce pourquoi vous êtes doué, représente une piste à exploiter pour votre propre épanouissement. Pour reprendre ces trois exemples, si tout le monde s'interdisait ces idées en se disant que « ce n'est pas un vrai travail », le monde n'aurait pas de streamer e-sport, d'auteurs de romans, ou encore d'humoristes vidéastes ou de one man show…

Bien sûr, dans les idées que vous pourrez avoir, il est possible que certaines, voire toutes, ne vous permettent pas d'obtenir de bons revenus facilement. Cela ne doit pas vous arrêter pour autant.

Si vous savez que votre idée vous amènera de l'épanouissement ou du bonheur, commencez à la mettre en œuvre, ne serait-ce que pour l'exprimer ponctuellement ou à temps partiel.

Tout d'abord, vous serez heureux d'avoir entamé quelque chose pour vous-même. Ensuite, il est possible que cela vous débloque d'autres idées, opportunités, rencontres, que vous n'auriez jamais obtenu si vous n'aviez rien fait, et qui vous apporteront plus que ce que vous imaginiez. Enfin, quand bien même votre projet ne serait pas pleinement satisfaisant et équilibré en termes de finances, vous pouvez tout à fait penser à plusieurs projets au sein d'un même métier, ou plusieurs projets dans des domaines totalement différents.

Considérez-les, sans vous bloquer sur l'impossibilité apparente de mise en œuvre. Puis faites le nécessaire pour trouver des solutions pour une mise en place : demandez à vos proches s'ils ont connaissance de solutions, renseignez-vous par des démarches administratives ou sur internet… Ce n'est pas toujours facile et rapide d'obtenir de l'aide bien entendu, mais des solutions existent : formations le week-end, subventions, prêts, travail à temps partiel le temps de développer votre activité, etc

Une fois que vous avez des idées sur ce que vous voulez faire dans votre vie, appliquez le conseil suivant : commencez à réfléchir par la fin. Imaginez d'abord quels objectifs vous voulez atteindre, et construisez mentalement les étapes de votre chemin à l'envers. Cela vous permettra d'avoir une idée bien plus précise de ce que vous devez mettre en œuvre maintenant, ce par quoi vous devez commencer.

C'est un très bon conseil à donner aussi à vos enfants adolescents, et l'orientation scolaire permet de comprendre parfaitement l'objectif de ce conseil. Durant leur scolarité, il est régulièrement demandé aux élèves quelle direction ils souhaitent prendre l'année suivante, avec éventuellement en ligne de mire une orientation lors de la prochaine section (scientifique, littéraire, économique...), alors que nombre d'entre eux ne savent pas ce qu'ils aimeraient faire de leur vie. Il faut au contraire qu'ils déterminent d'abord quelle finalité ils imaginent, ce qu'ils ont envie de vivre. Ensuite, cela permet de chercher par quels cursus ils doivent passer (toujours en réfléchissant du futur vers le présent), pour se mettre sur la bonne voie.

Cette façon de réfléchir donne une orientation claire et motivante, et fixe précisément sur quelles disciplines ils devraient concentrer leurs efforts, et quelle orientation ils devraient prendre l'année suivante. Faites de même avec vos objectifs à l'âge adulte.

Un conseil qui tient compte du précédent est de ne pas réfléchir uniquement et principalement en termes d'objectif fixe : une famille avec des enfants, une maison, une somme d'argent sur votre compte en banque, un diplôme ou une profession, etc. Tous ces désirs peuvent représenter une direction, mais le plus important est le concept que cela représente pour vous : un besoin de liberté, ou au contraire un besoin de confort et de sécurité, un besoin de contact social important… Appuyez-vous plutôt sur vos valeurs, afin de prendre toutes vos décisions dans cet état d'esprit, et rendre votre chemin vers vos objectifs idéaux plus agréable.

Sachez entendre les remarques, les doutes et les critiques, pour en repérer la pertinence, et les transformer en conseils et corrections utiles à votre avancée. Par contre, évitez d'accorder trop d'importance à comment seront accueillis vos projets par le monde extérieur. Cela vous place dans une réflexion qui est hors de vous-même et très spéculative. Les retours que vous avez ne sont qu'un échantillon de réalité et ne seront pas forcément représentatifs, surtout s'ils viennent de personnes ne faisant pas partie de votre futur public cible.

Par ailleurs, peu importe que la voie sur laquelle vous vous engagez ne semble pas intéresser grand monde, ou au contraire soit déjà très concurrentielle. Vous pouvez faire des hypothèses, mener une étude de marché pour tenter de vous rassurer, mais vous ne pourrez jamais prédire le futur et la réussite de vos projets. Partez donc de vous et vos envies, et demandez-vous surtout si ce que vous souhaitez faire a du sens pour vous. Et observez simplement s'il n'existe pas déjà un produit ou un service identique, dans le contenu et l'intention, que vous trouveriez parfait en tant que public. Si vous êtes insatisfait de ce que le monde vous propose dans un domaine, et que vous avez l'envie et les compétences de proposer quelque chose, alors c'est un signal très positif pour vous encourager à entreprendre.

Lorsque vous souhaitez vous mettre sur votre chemin de vie, il est possible que vous deviez changer de profession, faire ce qui est communément appelé une reconversion. Ce n'est pas facile, et cela va vous placer devant le dilemme suivant : devez-vous faire votre transition lentement et en douceur, ou vous placer en rupture avec ce que vous faisiez jusque-là pour évoluer plus vite ? Il n'y a pas de solution idéale, et vous aurez des avantages et inconvénients pour chaque option.

Si vous choisissez de faire une transition lente, depuis votre job ou métier actuel, votre premier avantage sera financier, puisque vous continuerez de percevoir des revenus. Si vous évoluez dans un cadre sain dans votre travail, vous aurez aussi un avantage psychologique, car vous aurez une sensation de confort et de maîtrise de votre évolution. L'inconvénient principal est le manque de temps à consacrer à votre reconversion, et une demande d'effort qui peut être assez contraignante, car vous devrez œuvrer à votre projet en plus de vos horaires de travail. Le confort peut aussi être un inconvénient, parce que votre esprit lutte contre le changement et l'inconfort. Inconsciemment, votre propre évolution peut vous faire peur, et votre quotidien et métier, connus et rassurants, peuvent freiner ou bloquer votre processus d'évolution, d'autant plus si votre situation actuelle est stable et très confortable.

Si vous choisissez de vous mettre en rupture, en quittant votre métier, le premier avantage sera justement la pression de votre prise de risque. Cela va vous pousser à l'action, à vous transcender parce que vous ne vous donnerez pas le choix. Vous aurez aussi le grand avantage d'avancer plus vite, en ayant plus de temps à accorder à votre projet, puisque vous ne serez plus occupé une partie importante de vos journées avec votre emploi. L'inconvénient le plus évident est d'ordre financier, si vous ne disposez pas d'économies suffisantes sur lesquelles vivre et financer votre reconversion. Cela vous imposera peut-être de poursuivre un travail alimentaire à temps partiel. L'autre inconvénient est que ce choix peut vous générer un stress très important, et chronique si votre reconversion est longue. En effet, vous vous mettez dans l'inconfort et l'incertitude, et il vous faudra gérer cette situation au quotidien le temps nécessaire pour atteindre vos objectifs.

Pour faire votre choix, positionnez-vous par rapport à votre métier actuel. Est-il soutenable physiquement et psychologiquement, et permet-il de vous libérer plusieurs heures par semaine pour faire germer et évoluer un nouveau projet de façon significative ? Vous pouvez d'ailleurs tout à fait tester cette option pendant quelques semaines pour être fixé, si vous avez un doute sur le fait de pouvoir mener votre évolution en parallèle de votre métier actuel. Ensuite, positionnez-vous par rapport à vos ressources actuelles –

financières, charges, subventions possibles, congé sabbatique – pour jauger la possibilité de vous lancer plus radicalement dans votre nouvelle voie. Tenez compte de la durée de votre reconversion, et estimez aussi le temps nécessaire pour développer votre autonomie (clientèle, revenus stables…), pour prendre conscience des risques que cela implique.

La façon dont vous opèrerez vos changements est sous votre entière responsabilité, et vous est purement personnelle. Chaque choix aura des conséquences difficiles. À moins d'avoir un vrai confort financier durable, capable d'encaisser une suspension de vos revenus, ou à moins que la situation dans votre travail actuel soit insoutenable (santé, pression psychologique), peut-être préfèrerez-vous opter pour la première option afin de vous éviter de trop grandes difficultés. Et si vous êtes déjà dans une situation personnelle délicate vous menant à un changement radical de situation, prenez d'abord le temps de prendre soin de vous et de murir votre projet sur quelques mois, voire quelques années si nécessaire, pour ne pas épuiser vos ressources restantes.

Quelles que soient vos conditions initiales et la façon dont vous vous y prendrez, votre chemin de vie sera probablement parsemé d'embûches, de difficultés, de contretemps, et sera mis en balance avec d'autres aspects de votre vie. La tentation de suspendre vos projets, ou de ne plus leur donner votre priorité, sera par moments très grande. Pourtant, vous ne devriez faire presque aucun compromis pour suivre votre voie, car elle est garante de votre bonheur et de ce que vous pourrez rendre de plus juste au monde. En fait, seule votre survie, celle de votre foyer et des relations auxquelles vous tenez, justifient de faire des compromis. Pour le reste, votre chemin de vie doit passer en premier, et vous ne devriez rien laisser se dresser sur votre passage.

Ces réflexions et conseils peuvent sembler décourageants, mais ils reflètent la réalité : il est rarement aisé de suivre sa voie, car cela vous demande de changer et vous fait passer par des phases inconfortables. Cependant, pour toute personne qui s'est mise à marcher sur son chemin, il est une remarque qui revient très souvent : une fois qu'elles se sont mises en route, et qu'elles jettent un regard derrière elles, pour rien au monde elles ne feraient marche arrière vers leur ancienne vie.

Un esprit fort

Toutes les problématiques de votre vie et celles de la planète vous amènent à vous construire une représentation du monde. Mais les biais cognitifs sont nombreux et les intentions de manipulation existent, et sans un esprit fort vous serez facilement dévié de votre chemin, pour vous retrouver dans des réflexions étroites, partisanes, sur des voies sans issue.

Votre premier objectif est de développer votre réflexion et votre argumentation de façon très étoffée. Pour tout sujet sur lequel vous avez à réfléchir, vous aurez naturellement un avis, qui tient de votre construction personnelle. Prenez l'habitude systématiquement de réfléchir à un avis opposé, pour le comprendre le mieux possible. Une fois que vous avez confronté ces deux thèses, cherchez toujours à dépasser cette opposition, trouvez une troisième voie, une réflexion et une réponse faites de consensus, d'idées qui n'avaient pas émergées jusqu'ici.

Le conseil suivant est de vous familiariser avec les biais cognitifs que vous avez lus en début de chapitre. Détectez-les chez vous, regardez si votre comportement et vos prises de décisions ont été affectées par un ou plusieurs d'entre eux. Détectez-les également chez les autres personnes, personnalités, et dans vos sources d'information. Le but n'est pas de voir le mal partout, mais de garder à l'esprit que tout le monde est sujet aux biais cognitifs et peut influencer les autres. Qui plus est, d'avoir conscience que la manipulation volontaire à l'échelle des peuples existe bel et bien. C'est une discipline qui porte le nom « d'ingénierie sociale » : l'art d'influencer les personnes et les foules, et abuser de leur confiance ou de leur ignorance, pour leur faire prendre une direction et des décisions choisies à leur insu. La peur est au cœur de cette influence. En ayant peur, votre réflexion et votre bon sens sont supprimés et vous font entrer dans un comportement de survie animal.

Élargissez vos sources d'information et assurez-vous d'entendre des avis très différents pour ensuite faire votre propre synthèse. Si l'ensemble des sources que vous avez répètent (avec quelques nuances) la même chose, vous pouvez suspecter que l'information n'est pas traitée de façon juste, complète ou honnête. Dans vos sources d'informations, accordez un poids bien plus important aux journalistes et aux canaux émetteurs indépendants (journal, radio, télévision, web). Les sources d'informations sujettes à des subventions et détenues par des personnes influentes, ont leur propre ligne éditoriale et peuvent véhiculer des informations polarisées vers des intérêts privés qui ne sont pas les vôtres et ceux de vos concitoyens.

Les vérifications d'information faites par d'autres personnes ou organismes n'ont que peu de valeur, car elles peuvent être également partisanes ou malhonnêtes. Vérifiez vous-même les informations contradictoires que vous obtenez, dans leur ensemble, en cherchant également des études, enquêtes, travaux indépendants, rendues par des personnes n'ayant aucun conflit d'intérêt.

Ne rejetez jamais une information, aussi improbable soit-elle, attribuez toujours une probabilité même infime qu'elle soit vraie, même si vos convictions en sont loin.

Enfin, le fait de ne pas être diplômé ou expert d'un domaine ne vous empêche en aucun cas d'avoir une capacité d'analyse et un sens critique. La seule personne ignorante ou incompétente est celle qui n'a entrepris aucune démarche pour s'informer ou se former sur un domaine.

Écoutez tout le monde, et particulièrement les personnes les plus pauvres et les plus fragiles. L'histoire d'une personne est beaucoup plus riche et complexe que les projections et préjugés que vous pourriez en avoir. Cette écoute est essentielle dans la pratique pour vous faire évoluer et faire évoluer le monde. Ce sont les personnes les plus en difficulté (socialement, psychologiquement, physiquement) qui sont en première ligne des dysfonctionnements de votre société, car leur marge de manœuvre restreinte les expose très rapidement aux mauvaises directions prises par notre bateau commun. Ainsi, lorsqu'une partie de la population se manifeste, lance une alerte ou appelle à l'aide, en particulier si elle n'est pas aisée, écoutez-là et ne la blâmez pas. Peu importe les idées que vous vous faites sur elle : elle est le symptôme que quelque chose ne va pas bien et doit être corrigé.

Par précaution, désintéressez-vous de toutes les polémiques, les interventions émotionnelles, provoquantes, ou effrayantes, les grandes déclarations avec des mots choc, les débats réduits à deux clans opposés, le traitement acharné ou calomnieux sur un sujet ou une personnalité. Abstenez-vous de suivre la foule pour blâmer ou idolâtrer quelque chose ou quelqu'un. En suivant cette agitation humaine, c'est un peu comme si vous n'utilisiez votre vue plus que pour ne regarder qu'un ou deux détails de votre environnement de façon obsessionnelle, au lieu d'apprécier paisiblement l'ensemble du paysage. Qui plus est, nombre de ces agitations sont utilisées comme techniques de manipulation. Afin de vous faire détourner le regard d'autres problèmes, de vous désorienter ou vous terrifier pour vous rendre plus docile, de détruire une idée ou une personne, ou encore de déclencher artificiellement des affrontements au sein d'une population pour appliquer le très répandu principe de « diviser pour mieux régner ».

Toute cette agitation est du temps perdu, qui vous éloigne de votre chemin de vie. Restez concentrés sur vous. Enfin, la notion la plus importante à retenir : laissez faire le temps. Il révèle mieux que quiconque les faits et les intentions, et vous permet efficacement d'avoir un regard avisé sur tous les constituants d'une problématique et les positions partisanes qu'elle engendre.

Concernant votre voie, gardez particulièrement à l'esprit les biais cognitifs liés à votre responsabilité, car ils peuvent vous conduire à deux travers.

Le premier, c'est de cultiver chez vous un ego, vous glorifiant de vos succès, tout en vivant très mal vos échecs, sans savoir vous remettre en question. Ce manque de lucidité ralentit votre compréhension du monde et votre progression. Acceptez vos torts. Acceptez de vous être trompé. Acceptez de faire des erreurs. Acceptez d'avoir échoué.

Le second travers, c'est de contribuer à la chute de votre société et de votre civilisation. En attribuant la majeure responsabilité des maux de votre monde à d'autres (par leur incivisme, leur inaction ou leur abus de pouvoir), vous vous déresponsabilisez. Vous raisonnez en dehors de vous-même, en oubliant ce que vous maîtrisez : que faites-vous concrètement dans votre vie pour vous changer, et pour avoir un impact sur le monde afin qu'il change de façon positive ? Et sur quel chemin pourriez-vous vous mettre, quelles décisions pourriez-vous prendre afin d'acquérir de l'autonomie et de l'influence ? Posez-vous régulièrement ces questions et voyez comment vous pouvez y remédier : dans votre vie de tous les jours et votre consommation quotidienne, mais aussi dans votre métier et vos passions, en regardant ce à quoi votre temps, votre énergie et votre argent sont utilisés, à quoi vous contribuez et l'impact que vous avez sur votre planète.

Un conseil qui découle de ce que nous venons de voir : ne perdez pas de temps à convaincre une personne du bienfondé de quelque chose. Qu'il s'agisse de vos choix de vie, ou même d'un simple sujet de société. Tout au plus, présentez votre pensée et vos actions, avec des exemples ou des faits à l'appui si vous en avez. N'allez pas plus loin, quand bien même vous rencontreriez une opposition forte parmi les personnes à qui vous vous adressez.

En tant qu'êtres humains, souvenez-vous que nous fonctionnons par échange avec le monde et par mimétisme.

Il est donc beaucoup plus facile de convaincre quelqu'un en mettant en œuvre et en accomplissant vos pensées, vos projets et vos idéaux, qu'en tentant de lui faire admettre que votre point de vue ou votre voie sont les bons. Par ailleurs, les personnes se construisent différemment les unes des autres. Votre façon de penser et de faire ne pourra jamais convenir à tout le monde. Les personnes déjà acquises à votre cause le seront toujours. Vos actes sauront questionner et intéresser les sceptiques ouverts. Et vous ne pourrez rien faire pour convaincre les hermétiques.

Ayez de grandes ambitions et accordez-vous des moments intenses dans votre vie. Par contre, ne vous contentez pas d'appliquer la règle d'Apogée-Fin à la lettre. Si vous ne remplissez pas votre vie de petits bonheurs, vous pourriez vous rendre addict aux sensations fortes, et vivre une déprime ou une sensation de vide le reste du temps. Sachez apprécier les moments les plus simples, ainsi que votre cheminement quotidien au service de vos grands objectifs.

Voilà pour les réflexions et exercices à mettre en place pour travailler directement sur vous. Maintenant, nous allons voir comment vous pouvez travailler sur votre environnement pour œuvrer à votre évolution.

ŒUVRER À VOTRE ÉVOLUTION

Œuvrer à votre évolution – Synthèse

Le regard des autres

Souvenez-vous, nous avons vu que vous êtes un être d'interactions, un ensemble d'émetteurs et récepteurs permanents d'informations.

Soyez conscient de ceci : lorsque vous vous mettez à suivre et respecter votre chemin de vie, il se passe deux choses. La première, c'est que vous allez émettre bien davantage d'informations au reste du monde, volontairement et involontairement. La seconde, c'est qu'en vous plaçant aux commandes de votre vie, particulièrement si votre chemin sort de l'ordinaire, vous allez beaucoup moins vous laisser entraîner par le courant général de votre société et de vos traditions. Cela va se ressentir chez vos congénères. Vous allez créer des résistances et des frictions, même si ce n'est pas votre intention. Lorsque que vous changez, que vous évoluez, vous allez probablement induire un stress à la grande majorité des personnes qui vous entoure.

Un stress naturel sera induit par le simple fait que vous changiez. En effet, les personnes ont une représentation de vous, qui est stable dans leur esprit : une personnalité, une certaine disponibilité à leur égard, un statut professionnel et social spécifique. Lorsque vous bouleversez cette représentation, cela peut générer chez l'autre une insécurité : allez-vous continuer d'être vous-même avec lui, être toujours présent, l'aimer autant ? Et le fait que vous changiez, n'est-ce pas le signal d'alerte que vous vous mettez en danger, ou que cela soit la manifestation d'un mal-être qui vous mènerait vers de grandes difficultés ? Cette inquiétude est tout à fait compréhensible, si on prend le temps d'y réfléchir.

Il est aussi possible que vous déclenchiez chez certaines personnes un stress qui lui est beaucoup moins sain, mais également assez naturel. Lorsque vous changez, vous avancez vers vos projets et vos rêves. Les personnes qui observent ce changement agissent par comparaison. Elles sont renvoyées à leur propre évolution, à ce qu'elles ont accompli ou non dans leur vie. Les personnes ayant des regrets, ayant abandonné leurs projets ou craignant de ne pouvoir jamais les accomplir, peuvent parfois manifester une réaction de rejet, de distance, d'agressivité, ou encore de minimisation de ce que vous êtes en train de faire. C'est une attitude qui peut être jugée peu glorieuse en effet, mais qui est humaine. Il s'agit tout simplement de jalousie. Tâchez de ne pas y accorder trop d'importance, de ne pas le prendre pour vous. C'est une souffrance de la personne qui se manifeste, rien de plus.

Il est bon de rappeler un concept fondamental : les gens sont différents les uns des autres. Votre façon de penser, vos grilles d'analyses et de jugement de valeur ne sont pas les mêmes que celle d'un proche, d'un collègue ou de n'importe quel inconnu. Bien sûr, vous pouvez partager certaines valeurs ou idées communes avec vos contemporains, vous comprendre de façon générale, ou sur certains sujets. La vie, c'est un peu comme une salle géante d'apprentissage, où chaque personne disposerait d'un livre différent pour apprendre, et serait interrogé avec des questions différentes, bien que les thèmes abordés soient les mêmes pour tout le monde.

Quant à votre chemin de vie, il est unique. Pour toutes ces raisons, il est possible, et même fort probable, qu'une partie des personnes qui vous entoure – y compris vos plus proches – ne comprenne pas vraiment ce que vous voulez accomplir, ou conteste votre manière de vous y prendre. N'en faites pas une affaire personnelle, et avancez.

La confiance et l'instinct

La confiance en soi est centrale pour vous réaliser. Une faible estime de soi, de la même façon qu'avec le phénomène d'impuissance acquise, va agir sur la croyance en vos capacités, et les diminuer significativement, ou va même vous empêcher de passer à l'action. Le manque de confiance en soi a un effet tellement puissant, qu'il peut agir quand bien même vous auriez développé tout ce qu'il vous faut pour vous réaliser dans un domaine (apprentissage, diplômes, compétences, expérience…) : c'est le très connu syndrome de l'imposteur, où malgré l'expression manifeste de vos qualités, une part de vous estime que vous n'êtes pas à la hauteur et illégitime pour exercer vos compétences dans un domaine.

La faible estime de soi et l'impuissance acquise ont généré chez la plupart d'entre nous des blocages, qui répondent à une pression sociale, ou parfois même des auto-blocages. Qui plus est, au fil de votre éducation, de votre scolarité, de votre évolution dans votre société, vous vous êtes conformés à des schémas et des normes établis pour le plus grand nombre, non individualisés. Il est possible que ce qui vos élans du cœur, votre spontanéité et vos intuitions, aient été tordus, brimés, étouffés. Ce qui résulte, ce sont de multiples influences mentales qui se télescopent, et troublent votre marche sur votre chemin de vie.

On pourrait réduire ces influences à deux groupes. Un pour celles qui vous appartiennent et sont censées vous guider par votre cœur, avec vos envies qui en découlent. Et un deuxième groupe pour toutes les autres, celles qui vous façonnent « de force » en quelque sorte, et expriment de façon conditionnée ce que vous devriez faire. Ces télescopages peuvent vous entraver de façon considérable. Vous vous mettez alors à vous contraindre à faire « ce qui doit être fait », ou bien vous ne vous mettez pas en action pour profiter d'un plaisir futile à la place. Tout cela au détriment de suivre naturellement votre envie de faire ce que vous voulez vraiment.

Le temps

Jusqu'ici, il vous a été présenté comment être en bonne santé, et comment vous mettre sur votre voie. C'est plein de bonnes intentions, mais nombre d'entre vous vous êtes peut-être déjà fait la réflexion suivante : vous n'avez pas le temps. Si vous vous retrouvez dans cette phrase commune, cela peut venir de deux choses. La première, c'est que vous ne parvenez pas à gérer votre temps correctement, et vous vous dispersez facilement. Et la seconde, vous renvoie à votre chemin de vie : à l'heure actuelle, vous n'êtes pas sur votre voie, et trop peu autonome, ce qui vous impose de courir derrière le temps pour assurer votre survie et celle de votre foyer. Au point qu'un dicton s'est popularisé : « Le temps, c'est de l'argent ».

C'est vrai, car le temps passé à proposer des biens et services au monde de façon intelligente, peut vous générer de l'argent. Mais si vous aviez cet argent en quantité, avec une gestion financière organisée, vous auriez bien moins besoin de courir derrière, et beaucoup plus de temps à disposition. En fait, pour que votre situation puisse évoluer vers plus de liberté, vous devez prêter tout autant attention à la réciproque du dicton : l'argent, c'est du temps.

L'argent

Pour beaucoup d'entre nous, nous avons une compréhension assez médiocre de ce qu'est l'argent, mais aussi de comment gagner confortablement sa vie.

Notre programmation est en général la suivante : travaillons bien à l'école, soyons bien éduqués ; puis, trouvons un bon travail et soyons professionnel et disponible pour être méritant, et obtenir en échange reconnaissance, ascension salariale et sociale. Accessoirement, dans un domaine qui nous plaît. Et c'est tout.

Cette programmation est extrêmement limitante, et parfois problématique pour votre épanouissement. Parce qu'elle insinue que votre premier et essentiel moyen de vivre et survivre, est de travailler, en général l'essentiel de la semaine et presque toute l'année - hors vacances, afin de ramener de l'argent à votre foyer. Argent qui vous permettra de subvenir à vos besoins : logement, crédits, nourriture, assurances, scolarité et formations, soins…
Et éventuellement s'il en reste, de profiter de plaisirs, loisirs, ou de vacances hors de chez vous.

Eh bien, le constat est similaire pour beaucoup de monde : fonctionner comme cela est le meilleur moyen, toute une vie durant, de rester à la merci de votre travail et des aides sociales, et, dans un monde actuel qui fonctionne sur la dette, à la merci de vos crédits (habitat, transport, consommation…).

En réalité, pour vous mettre en quête de liberté et évoluer sur votre chemin de vie, vous devez prendre conscience de la problématique suivante : si demain vous perdez les sources de revenus issues de votre travail quotidien, si vous êtes tout à coup diminué physiquement et/ou mentalement, ou encore si le monde connaît une période de panique et de pénurie (coupure prolongée des réseaux d'électricité ou d'eau, pandémie, famine...), combien de temps pouvez-vous vivre et faire vivre vos proches sans trop de difficulté, en ne disposant d'aucune aide sociale, étatique ?

La réponse à cette question pourrait être anxiogène, mais elle révèle à quel point nous pouvons être dépendants de notre système de façon critique. Un autre élément important à saisir à propos de ce qu'on appelle l'argent, c'est que nombre de monnaies n'ont de valeur que celle qu'on leur donne, et ne sont liées à aucune valeur physique réelle[23]. Il vous faut développer votre autonomie, sans vous restreindre à penser à gagner de l'argent. Accroître votre temps de survie, que ce soit pour faire face à un impératif

---

[23] Historiquement, la valeur de la monnaie était liée à des matières ou objets précieux comme l'Or.
Les accords de Bretton Woods de 1944 avaient pour objectif de contrôler internationalement les monnaies, en les rattachant au Dollar qui devenait la monnaie internationale de référence. Le Dollar étant lui rattaché à une valeur précise en Or. Les accords de la Jamaïque en 1976 ont mis fin à cette régulation par l'Or dont les quantités sont limitées, pour la remplacer par un système où les monnaies se régulent entre elles (système des Special Drawing Rights, SDR), désormais sans étalon physique donc sans limite théorique. Récemment, seule la Chine a pris le contrepied de ce système en décidant d'adosser à l'Or sa monnaie, le Yuan, depuis 2016.

(vous occuper de vous ou d'un proche) ou par choix (congé prolongé, formation longue, voyage…), c'est cela, la marque réelle de votre richesse.

L'autonomie grandissante est un cercle vertueux, qui vous renforce. Avancer sur votre voie en tant qu'entrepreneur, indépendant, sera plus logique, car vous ferez les choses à votre manière, sans devoir répondre à l'agenda des dirigeants de votre société, qui n'est pas le même que le vôtre. Bien sûr, c'est une question d'état d'esprit. Vous pouvez tout à fait vous sentir confortable de rester salarié bien rémunéré d'une autre personne ou organisation vous rétribuant pour vos prestations, dans un domaine qui vous épanouit. Quelle que soit votre situation, l'essentiel est de vous créer un environnement qui vous permet d'avoir le temps et les possibilités nécessaires pour vous rendre plus autonome, et de vous accomplir sur votre chemin de vie.

Œuvrer à votre évolution – Pratique au quotidien

Savoir-être

Les premiers conseils concernent vos proches. Pour pouvoir gérer au mieux le regard des autres, appliquez les principes suivants.

Dites-en toujours moins que ce que vous faites. Réservez votre communication à des étapes significatives. Et pour une idée, un projet qui démarre ou est encore immature, n'en parlez qu'à un public très restreint, uniquement une poignée de personnes en qui vous pouvez avoir une totale confiance. Des personnes sur lesquelles vous seriez susceptible de vous appuyer pour des conseils, ou une expertise dans un domaine.

Quand vous évoquez un de vos projets à quelques personnes, vous allez être assez rapidement fixé sur leurs réactions. Vous aurez probablement des surprises, allant de la réaction très enthousiaste et de soutien que vous n'imaginiez pas tant marquée, à la réaction de défiance ou de jalousie voilée, en passant par la commune réaction dubitative et interrogative. Vous rencontrerez peut-être même de l'indifférence. Et certaines réactions seront peut-être différentes de celles que vous espériez, vous aurez de bonnes et de mauvaises surprises. Tout cela est normal. Une fois encore, chaque personne réagit avec ses filtres de perception, son vécu et ce à quoi votre projet ou votre évolution fait écho chez elle. Cela doit vous ramener au concept. Les gens sont différents les uns des autres. Et pour cette raison, ne mettez strictement aucun poids, aucune importance sur la réaction émotionnelle des personnes à qui vous avez confié votre projet. Ce n'est pas du tout une bonne jauge de crédibilité ou de réussite future de ce que vous entreprenez.

Utilisez à votre avantage les réactions des personnes avec qui vous avez parlé de votre projet.

Toutes les personnes qui ont réagi d'une façon toxique (dénigrement, jalousie…) ou avec indifférence, écartez-les immédiatement des confidences futures et de l'avancement de votre projet et ne les sollicitez plus, elles représentent une entrave en termes d'énergie et de motivation à votre avancement.

Pour toutes les autres, y compris les personnes qui questionnent ou peuvent avoir des doutes, appuyez-vous dessus selon leurs particularités : état d'esprit, caractère, compétences… Quand vous avez besoin d'un soutien, cherchez un proche en résonnance avec ce sur quoi vous avez besoin d'aide, de conseils. Quel que soit son retour, prenez en compte les parties objectives des conseils ou critiques. Les bénéfices sont importants : vous faire réaliser quelque chose qui vous avait échappé ou que vous ne connaissiez pas, vous permettre de déjouer une difficulté imprévue, remodeler intelligemment une partie de votre projet, lui ajouter quelques détails qui peuvent le rendre plus solide, plus complet ou plus professionnel, ou mieux adapté à son public… Gardez en mémoire l'adage « *L'imbécile apprend de l'expérience, le sage apprend de l'histoire* ». Nous avons tous besoin d'être l'imbécile dans notre vie, nous confronter à des situations même en sachant parfois à l'avance que notre choix est une erreur. Mais l'ensemble de vos congénères sont porteurs de plus d'enseignement que vous ne pourrez jamais en vivre. Alors quand vous y arrivez, soyez le sage. Apprenez directement de leurs erreurs, et gagnez du temps en évitant des blessures inutiles. Écoutez-les.

Épargnez autant que possible vos proches avec votre évolution de vie, ne les malmenez pas trop. Les changements peuvent être perturbants pour eux, et mettre du temps à être acceptés. Votre évolution peut être en soi une vraie épreuve pour eux. De votre côté, restez qui vous êtes avec les gens que vous aimez, et faites attention de ne pas imprimer trop fort un nouveau rôle dans vos cercles familiaux et amicaux.

Si vous souhaitez leur faire partager les choses passionnantes que vous découvrez sur votre voie, faites-le avec la plus grande parcimonie, et sans mettre aucun enjeu émotionnel sur leur réceptivité.

Et, à l'exception de celles qui seraient très toxiques pour vous, ne reniez pas les personnes qui ont accompagné votre vie jusqu'ici. Même si aujourd'hui vos chemins semblent éloignés. Toutes vos relations ont contribué à qui vous êtes et aux choix que vous faites désormais. Plus encore, vos relations historiques sont un ancrage pour vous, quand vous avez tendance à partir loin dans vos projets, à vous isoler dans le travail ou laisser beaucoup de place à la nouveauté et au changement. Maintenez le lien avec votre entourage, et accordez-lui toujours du temps, quelle que soit votre situation. Toutes les habitudes et traditions plaisantes que vous poursuivrez avec votre famille, vos amis, vous permettront une mise à distance temporaire et salutaire avec tous vos projets, et vous apporteront un soutien psychologique et une énergie inestimables pour vous remettre ensuite sur votre voie.

Les conseils suivants concernent votre attitude générale avec les autres.

Développez l'enthousiasme et l'amicalité comme comportement par défaut avec vos congénères. Et apprenez à écouter l'autre, et le faire parler.

Dans vos rapports sociaux, ces principes de base amélioreront vos relations. Ils vous feront aussi obtenir de bien meilleurs résultats quand vous avez besoin d'obtenir quelque chose qui ne dépend pas que de vous, pour la résolution d'un conflit avec quelqu'un, ou pour une négociation marchande par exemple.

Nous avons une tendance biologique à la dualité combat/fuite lorsqu'une situation potentiellement conflictuelle se présente. Ces réflexes nous amènent à nous refermer sur nous-mêmes, à faire des compromis, ou adopter une posture autoritaire. Cela joue contre nous et nous fait rater nos objectifs. Dans son livre « *Ne coupez jamais la poire en deux* », l'auteur Chris Voss donne de précieux conseils pour désamorcer les tensions tout en obtenant les résultats que vous attendez de vos négociations. Prenez le temps de vous intéresser à ce livre, il est très enrichissant sur le plan comportemental et relationnel.

Un conseil important qui concerne aussi le fait de ne pas faire de compromis : du moment que cela ne porte préjudice à personne, soyez prêt à tordre vos principes pour arriver à vos fins.

Vous rencontrerez sur votre route des étapes, des personnes, dont votre avenir dépendra : approbation administrative, obtention d'un diplôme, passage oral devant une commission... Dans ce genre de situation, vous ferez parfois face à des attentes très précises, académiques. Mais aussi à des personnalités qui feront étalage de leur ego et de leurs savoirs, vous rappelant leur supériorité. N'hésitez pas un instant à donner à vos interlocuteurs exactement ce qu'ils veulent, et jouer à vous plier à leur place revendiquée de dominant. Sans faire de vague, et sans besoin de verser dans la flatterie ou la soumission grossière. Gardez en tête l'objectif que vous voulez atteindre.

Il n'est pas question de vous laisser humilier bien sûr, mais gardez-vous de vous vexer ou au contraire de vous emporter parce que vous estimez que le comportement de la personne en face est indigne. La vie est un grand cours d'eau, qui contient parfois de puissants courants : ne luttez pas vainement contre des influences qui pourraient vous coûter cher et saboter vos projets. Sachez les suivre avec intelligence, car ils ne durent qu'un temps. Une fois que vous obtenez ce dont vous avez besoin, vous aurez tout le loisir de prendre votre direction propre, et faire les choses à votre manière.

Enfin, le conseil le plus important pour que votre évolution soit solide dans le temps : accordez une grande importance au réseau. Quels que soient votre tempérament et votre capacité de travail, vous n'aurez pas toujours le temps de tout réaliser tout seul. Sachez vous entourer de personnes qui vous comprennent et ont les mêmes problématiques que vous pour mutualiser vos disponibilités et vos ressources.

C'est quelque chose que vous appliquez parfois naturellement. Comment font les parents pour gérer les déplacements de leurs enfants à l'école, ou les devoirs quand ils n'ont pas assez de temps ? Ils rencontrent d'autres parents d'élèves avec lesquels ils se trouvent sur la même longueur d'onde, et s'arrangent pour s'occuper de leurs enfants respectifs à tour de rôle. Que font les agriculteurs ou les personnes vivant à la campagne, lorsqu'arrivent des périodes nécessitant un travail considérable (travaux, semis, récoltes…) ? Elles appellent les voisins pour un renfort de main d'œuvre, en sachant que le travail sera accompli plus rapidement. Elles pourront rendre un service à leur tour plus tard, ou remercier les volontaires avec une production ou fabrication de leur cru.

Réfléchissez à tous les moyens de tisser du lien, également avec des gens qui vous sont complémentaires, dans des domaines que vous ne maîtrisez pas. Afin que ceux-ci puissent vous venir en aide quand vous être dans le besoin. Et faites le point sur ce que vous pouvez offrir directement comme produit ou service en échange aux autres. Cela vous fera gagner un temps et un argent considérable.

Le réseau est aussi une clef de la réussite en affaires. Lorsque vous croissez, ne faites pas l'erreur de voguer en solitaire. Nombre de personnes ayant connu le succès et la richesse ne travaillent pas seuls ; ils savent s'appuyer sur les autres, et construisent et partagent leur patrimoine avec l'aide de leurs proches, de leur famille. Un patrimoine qui ne dépend pas que d'une seule personne mais repose sur un groupe soudé est beaucoup plus stable. Il catalyse les savoirs et intelligences, et est moins vulnérable face à d'éventuels opposants.

Malgré vos efforts, vous trouverez peut-être difficile de cheminer si votre environnement initial est éloigné du chemin de vie que vous voulez prendre. C'est normal. L'influence du contexte dans lequel vous baignez au quotidien est énorme.

Modifier votre environnement

« *Vous êtes la moyenne des cinq personnes avec lesquelles vous passez le plus de temps* » (Jim Rohn).

Réfléchissez à cette phrase pour vous-même. Elle peut vous apporter des réponses sur votre évolution et les stagnations qui peuvent vous frustrer. Votre environnement historique est un allié pour votre confort, et pour un certain réconfort quand vous avez besoin de vous ressourcer. Par contre, lorsque vous voulez du changement, une évolution, ce n'est pas dans votre confort que vous allez le trouver.

Allez chercher les personnes qui pensent différemment, celles qui détiennent les savoirs et compétences nécessaires à votre progression, celles qui ont avancé avant vous sur les voies qui vous intéressent. Au travers de réseaux toujours, de formations, de consultations. Mais pas seulement. Aujourd'hui, il est bien plus facile de modifier le temps que vous « passez » avec des personnes. Grâce à Internet, vous pouvez suivre de nombreux contenus en ligne : chroniques vidéo, conférences, podcasts à thème…

Augmentez le temps que vous passez avec des personnes qui sont en phase avec la direction que vous voulez prendre, même de façon virtuelle. Vous allez ainsi modeler votre façon de penser et vos connaissances, qui vous permettront d'expérimenter, de vous mener où vous le souhaitez.

Parmi les personnes que vous rencontrerez, il arrivera que certaines soient pour vous une source d'inspiration très forte. Vous jugerez leur aide et leurs conseils systématiquement précieux, leur présence quasiment indispensable à votre évolution actuelle. Il s'agit tout simplement de guides. Cela peut être des personnes que vous connaissiez déjà et qui se révèlent à une période de votre vie, des rencontres nouvelles, mais aussi des personnes que vous connaissez indirectement par leur notoriété, leur métier ou leurs productions. Sachez les suivre et les écouter le temps qu'il faut. Et gardez à l'esprit que ces personnes ne seront pas nécessairement un guide pour vous toute votre vie. Il peut arriver le temps où vous ne sentirez plus le besoin d'être guidé par elles, mais peut-être par d'autres… Tout cela évolue dans le temps, et c'est normal, acceptez-le également. Sachez « normaliser » une relation, sans vous accrocher à un historique lien puissant s'il n'a plus lieu d'être pour vous.

Faire. Expérimenter.

Sans passer à l'action, toutes vos réflexions et vos apprentissages intellectuels ne vous serviront pas à grand-chose. Il va vous falloir expérimenter. Et répéter les actions, commettre des erreurs, rencontrer des échecs. Pour prendre des automatismes et avancer vers vos succès.

Vous devez vous libérer de vos peurs pour évoluer, et le seul moyen est de vous y confronter. Expérimentez. Ne craignez pas de vous tromper. Remettez-vous facilement en question, avouez facilement vos torts, vos erreurs ou vos imprécisions. Et continuez d'agir, de corriger, de rectifier. Cette flexibilité vous permet d'évoluer très rapidement. Il en va de même pour les connaissances théoriques d'ailleurs. Ne rejetez rien définitivement. Engrangez, comparez, trouvez vos propres consensus. En repérant les biais cognitifs (y compris les vôtres) vus dans le chapitre précédent, cela vous facilitera la tâche.

Mettez-vous au défi, dans l'inconfort. Il vaut mieux expérimenter et avoir une réponse sur cette expérience, même si vous pensez que les probabilités d'échec ou de douleur sont grandes, plutôt que de ne pas l'avoir vécu. L'absence de réponse vous place en suspens, peut cultiver un regret, quelque chose qui se cristallise en vous. La réponse, même si elle déclenche un échec difficile, douloureux, vous permet de traiter ce que vous ressentez, et d'aller de l'avant. En fonctionnant de cette façon, vous permettez aux choses de se dérouler, à la vie de s'écouler, et cela vous autorise une progression. Seule la préservation de votre vie et de votre santé sont plus importantes que votre expérience. Si le défi qui se présente à vous ne vous met pas en danger, expérimentez.

Si en dépit de votre volonté, passer à l'action est viscéralement impossible, faites-vous aider par un professionnel de santé. Certains blocages peuvent dépasser totalement votre volonté.

La prise de notes et les habitudes

L'écriture est un des outils les plus puissants de notre espèce. Nous en avons déjà parlé dans le chapitre sur le niveau émotionnel, pour vous venir en aide en déchargeant vos émotions sur le papier. Généralisez l'utilisation de l'écriture à votre quotidien et votre chemin de vie. C'est une technique déjà partiellement utilisée par de nombreuses personnes, pour faire ses courses alimentaires et non alimentaires par exemple. Nous connaissons en général aussi des personnes ayant leur tableau ardoise ou à marqueur pour noter des rendez-vous ou tout autre élément à ne pas oublier.

Pour éviter de vous perdre dans des exercices de notes trop contraignants, vous pouvez organiser vos notes en trois listes simples :
- La liste d'urgence. Elle ne contiendra que des éléments dont vous devez vous occuper au plus vite.
- La liste de mémo. Elle contiendra divers éléments à ne pas oublier, comme un rendez-vous, appeler une personne, ou faire une chose non urgente.
- La liste d'idées. Celle-ci sera dédiée à votre chemin de vie. Elle contiendra les idées nouvelles de projet, et les idées sur un projet en cours que vous voulez développer plus tard.

Avec la technologie actuelle, il est aisé de passer par de la prise de notes par enregistrement vocal, notamment avec son téléphone. C'est un complément utile, pour les moments où vous n'avez pas de quoi noter, ou bien lorsque les conditions s'y prêtent mal (en pleine rue par exemple). C'est très efficace pour ne pas oublier une idée qui vous vient quand vous êtes déjà occupé à faire autre chose. Mais évitez de remplacer totalement le papier par des enregistrements.

La prise de notes vous permet de vous libérer de vos pensées de façon mécanique et visuelle. Vous pouvez ainsi vous en servir de rappel, en laissant vos listes à portée de vue sur un de vos murs ou sur votre bureau.

Puisque c'est en répétant les actions que nous pouvons gagner en efficacité, voici un conseil simple mais très efficace : mettez en place des routines. Celles-ci doivent être composées d'éléments simples, que vous allez mettre dans un ordre précis. Il peut s'agir d'actions pour votre bien-être, comme un exercice physique, de respiration, ou méditatif. De choses quotidiennes ou régulières qui doivent être faites, comme du nettoyage, du rangement ou du tri. Intégrez aussi des actions déjà présentes dans vos habitudes, comme votre hygiène quotidienne ou la consultation des informations journalières.

Réfléchir à réunir, ordonner et optimiser toutes ces éléments, peut vous paraître superflu et cruellement ennuyeux. Pourtant, sans routine, il est probable que vous ressentiez des pertes de motivation pour réaliser quelque chose de nouveau. Il vous arrive sûrement aussi d'oublier de faire quelque chose qui devait être fait, ou de vous sentir débordé par de nombreuses petites choses à faire, vous générant régulièrement de l'agacement, en plus de vous faire perdre votre temps. Les routines règlent tous ces problèmes. Elles vous permettent de prendre la maîtrise de tout ce que vous avez à faire et de tout ce que vous voulez mettre en place. Cela vous permet d'ancrer des habitudes, d'éviter les oublis, et de gagner un temps considérable.

Un moyen très simple est d'établir ses routines par écrit. Ainsi, elles peuvent être consultées à tout moment, surtout quand elles sont récentes, pour vous assurer de ne rien oublier. Et vous pourrez les modifier facilement. Ce qui se fait fréquemment, c'est une routine matinale, au lever, et une routine vespérale, avant le coucher. Vous pouvez également prévoir une routine en cours de journée pour un changement d'activité, par exemple lorsque vous cessez votre activité professionnelle ou que vous arrivez chez vous.

La procrastination et les blocages

Votre construction éducative et sociale, ainsi que votre forme du moment peuvent vous conduire dans le présent à vous perdre régulièrement dans des activités non productives alors que vous auriez plus urgent ou intéressant à faire. Ce terme, « non productif », a été volontairement employé pour vous conseiller de le bannir. Vous êtes un être humain, pas une machine à produire. Les phases sans travail, avec l'esprit qui vagabonde, représentent un repos et un appui qui vous permettent d'être plus actifs ensuite. « Faire rien » et apprécier cela est un choix que vous devez vous laisser. Mais c'est n'est pas agréable de subir une inactivité.

Nous avons tous des tempéraments différents et il est difficile d'établir un comportement type pour lutter contre la procrastination. Mais voici quelques orientations pour vous aider.

Quand vous vous surprenez à ne rien faire et que cela ne vous procure aucun plaisir, commencez par observer votre état de santé et de forme. Si vous n'arrivez pas à vous mettre en activité parce qu'en fait, vous êtes très fatigués, stoppez tout ce que vous faites et reposez-vous. Sans consultation d'écrans, ou de télévision. Allongez-vous, dans le silence ou avec un bruit de fond qui vous berce (musique, podcast audio…), et dormez un moment.

Si vous disposez d'une énergie correcte, appliquez les actions suivantes.

Divisez systématiquement tout ce que vous devriez faire en très petites tâches, qui sont réalisables en quelques minutes (une heure tout au plus). La démotivation puise beaucoup de force dans l'ampleur de ce que nous avons à accomplir, et qui peut nous sembler démesuré, hors de portée pour notre niveau d'énergie actuelle. En fragmentant ce que nous avons à faire, nous visualisons des actions plus facilement réalisables.

Réalisez au plus vite une de ces tâches qui doivent être faites : démarche administrative ou professionnelle, entretien de votre domicile, etc. Le fait d'achever une tâche, même déplaisante, déclenche un petit pic hormonal de satisfaction, et vous encourage à réaliser la tâche suivante plus tard.

Lorsque vous avez effectué une tâche qui doit être faite, réfléchissez à ce que vous voulez vraiment faire maintenant pour votre plaisir, votre bien-être, votre accomplissement. Et faites-le sans plus attendre. Attention, il est possible que même au sein des choses que vous aimez faire, votre construction sociale, votre « raison », vous oriente sur une activité plutôt qu'une autre. Quand vous vous rendez compte que vous vous contraignez dans ce que vous faites ou apprenez, marquez toujours une pause, réfléchissez à ce dont vous avez vraiment envie sur le moment. Suivez uniquement votre envie du moment présent la plus forte.

Ainsi, vous pouvez fonctionner en alternance, entre tâches à accomplir et choses que vous désirez faire pour vous-même dans le présent.

Cet ensemble de comportements vous permet à la fois de suivre votre chemin, de tenir compte de votre forme et de votre santé, et d'être actif sur ce qui vous plaît comme sur ce que vous considérez comme des contraintes ou des devoirs. Tout cela permet dans le temps d'augmenter votre bonheur.

Vous n'avez pas le temps

À la lecture de toutes ces choses à mettre en place, vous avez peut-être pensé à cette phrase très commune : « *Je n'ai pas le temps* ». C'est tout à fait normal. Peu importe notre situation, notre temps est toujours rempli. Le conseil pour faire de la place est le suivant : utilisez cette phrase à votre avantage.

Vous n'avez pas de temps à perdre sur des sujets de société sur lesquels vous n'avez pas de prise.

Vous n'avez pas de temps à perdre à vous quereller avec des inconnus pour des incivilités futiles.

Vous n'avez pas de temps à perdre à rester passif devant un divertissement avilissant.

Vous n'avez pas de temps à perdre à regarder la vie des autres à la télévision ou sur les réseaux sociaux.

Concernant les problématiques de votre société et du monde, vous pourrez dans votre vie éprouver de la frustration, ou être indigné, bien sûr. Mais, essayez vraiment de perdre le moins de temps possible avec cela. Passez simplement ce qui vous préoccupe au filtre suivant : est-ce que vous avez un vrai pouvoir de changer quelque chose qui ne vous convient pas ? Si la réponse est oui et si cela est prioritaire pour vous, consacrez-y du temps directement. Si la réponse est non, n'y pensez plus pour le moment, et agissez là où vous le pouvez. Et réfléchissez à ce que vous pouvez mettre en œuvre pour évoluer, et acquérir des capacités pour changer les choses pour des sujets sur lesquels vous étiez impuissant auparavant.

Vous avez tant d'autres façons de remplir vos journées, pour quelques minutes, voire même pour quelques heures de « temps mort ». Vous pouvez jouer et rire avec vos proches, vos parents, vos enfants. Vous pouvez prendre un café avec un ami ou groupe d'amis. Vous pouvez aller marcher en plein air pour vous ressourcer. Vous pouvez vous allonger et dormir un peu pour récupérer de l'énergie. Vous pouvez écrire ce qui vous passe par la tête pour vous décharger de vos préoccupations ou faire germer des projets. Accordez de votre temps uniquement pour de belles choses, pour prendre soin de vous et partager des moments avec les gens que vous aimez.

En dépit de toutes ces bonnes intentions, le temps disponible par jour peut se faire rare pour vous, car vous avez une famille à nourrir, des factures à payer. Et votre emploi, voire vos emplois qui sont votre unique source de revenus, prennent une place considérable et compriment le temps que vous pourriez et voudriez passer à faire autre chose.

Voici quelques conseils pour insuffler un changement.

L'autonomie sous toutes ses formes est la clé

Dans notre monde régi par l'argent, la première forme d'autonomie qui vient à l'esprit est l'autonomie financière. C'est important certes, mais nous allons voir qu'autonomie ne rime pas avec le simple fait de gagner beaucoup d'argent.

La première chose à faire, l'amorce indispensable : payez-vous en premier. Cette phrase un peu simple représente le commencement indispensable pour démarrer votre autonomie. Ce qu'elle signifie, c'est que quels que soient vos revenus et vos dépenses, réservez une petite part de vos entrées d'argent pour la consacrer à quelque chose qui vous rendra plus autonome dans le futur.

Une formation pour gagner en compétences ou pour entamer une reconversion, du matériel durable pour votre santé ou votre vie quotidienne qui vous feront économiser de l'argent, ou encore du matériel qui vous servira à réaliser vos projets indépendants pour augmenter vos revenus… Vos priorités dépendront de votre situation présente, et de comment vous aurez dessiné votre chemin de vie.

On évoque en général un montant représentant 10% de vos revenus, à utiliser pour faire progresser votre autonomie financière. Mais ne restez pas bloqué sur ce pourcentage. Cela dépend de plusieurs éléments : vos ressources, vos charges, et le montant nécessaire pour acquérir le bien ou le service que vous avez choisi pour gagner en autonomie.

Ce conseil, certaines personnes ont peut-être pensé que ce conseil n'était pas pour elles, car elles ne gagnent pas assez d'argent, sont à découvert bancaire chaque mois, voire criblées de dettes… En fait, c'est surtout vous que ce conseil concerne justement. Ce n'est pas en restant dans la même situation que vous pourrez efficacement changer les choses. Au mieux, vous attendrez une augmentation de la part de votre employeur. Qu'un autre employeur accepte de mieux vous rémunérer. Ou simplement que quelqu'un accepte de vous donner du travail. Malgré vos démarches et votre bonne volonté, vous dépendez d'un bon vouloir extérieur pour que votre vie change. Et cela peut ne jamais arriver. Au contraire, le fait de vous payer en premier vous permet d'être aux commandes de votre vie pour la faire évoluer, votre situation financière aussi.

Ce qu'il faut comprendre, c'est que ce concept s'étend bien au-delà d'une part de salaire à économiser. Vous payer en premier, cela signifie vous accorder impérativement un peu de votre temps, de votre créativité, de votre travail manuel, et de votre argent, au service exclusif de votre autonomie et de l'amélioration de vos conditions de vie.

Le deuxième conseil est le suivant : établissez une gestion cloisonnée et diversifiée de vos ressources. Vous n'avez aucun intérêt à vous contenter d'avoir un compte courant et un compte épargne dans la même banque pour gérer vos finances. L'argent qui dort sur un compte se dévalue dans le temps à cause de l'inflation. Pour rappel, une monnaie ne vaut que la valeur que le marché lui accorde, principalement en relation aux autres monnaies dans le monde. Si vous avez de l'argent à économiser, adoptez une stratégie financière un peu plus élaborée. Les éléments qui suivent ne représentent qu'un exemple. À vous d'ajuster la formule qui vous convient.

Ne laissez pas tout votre argent dans une seule banque.

Choisissez en une pour votre compte courant. C'est celui que la plupart des gens ont, il sert pour vos dépenses quotidiennes, vos charges régulières, vos petits loisirs ponctuels. Il recevra vos revenus fixes, si vous êtes salarié par exemple.

Vous pouvez utiliser un compte épargne associé pour constituer progressivement une petite réserve en cas d'imprévu ; une formule prévoyante des anciens veut que l'on stocke l'équivalent de trois fois le montant que vous gagnez par mois ; faites-le si vous le souhaitez mais ce n'est pas prioritaire de stocker davantage.

Dans une autre banque, vous pouvez ouvrir un compte pour vos revenus variables liées à vos activités d'entrepreneur. Ce compte servira de passerelle pour alimenter les autres comptes, dans les proportions que vous aurez décidées.

Il est intéressant d'ouvrir un compte associé au précédent, qui sera dédié aux charges ponctuelles, taxes, impôts. Réalisez vos calculs et alimentez-le à l'avance pour bloquer les sommes nécessaires. À l'instar de la prise de notes, ce compte vous permet d'être plus serein et ne pas être pris au dépourvu lorsque vous aurez des charges ponctuelles – parfois importantes – à régler.

Enfin, vous pouvez aussi ouvrir un compte dédié à votre chemin de vie. Et quels que soient vos revenus, faire le nécessaire pour l'alimenter et l'utiliser régulièrement pour gagner en autonomie.

Dès que vous avez un peu d'argent à épargner ou placer, diversifiez vos ressources financières. De nombreuses stratégies sont possibles. Cela dit, tout placement comporte un risque, et ce sujet est trop personnel et sensible pour faire l'objet de conseils précis dans ce livre.

Néanmoins, si la constitution d'un patrimoine vous intéresse, la diversification permet de limiter les risques. L'essentiel est d'équilibrer vos placements.

L'investissement dans des valeurs sûres (Or, actions connues pour leur stabilité, obligations sur une monnaie stable…), aura pour objectif de vous sécuriser. Ces valeurs sont anciennes, solides, et ont tendance à prendre de la valeur en période de crise.

L'investissement dans des valeurs plus volatiles (actions de sociétés d'avenir, cryptomonnaies…) correspondra à des placements pour des projets de société dans lesquels vous croyez, et qui peuvent augmenter votre capital. Ces valeurs sont plus jeunes et incertaines, et peuvent connaître de fortes hausses comme de fortes baisses.

Vous pouvez aussi investir une part de votre argent dans des terres, du matériel, ou encore de l'immobilier.

Les possibilités sont nombreuses, et les gains de vos placements vous permettront de tamponner la dévaluation progressive de la monnaie, voire d'augmenter votre richesse.

En conclusion, quels que soient votre relation à l'argent et vos projets personnalisés de placements, il est important d'appliquer ces deux principes :

- Ne laissez pas toutes vos économies au même endroit ni sous la même forme.
- Ne faites des placements risqués qu'avec de l'argent que vous êtes prêt à perdre, qui ne vous manquera pas pour vivre.

La richesse, c'est aussi l'argent qu'on ne dépense pas. En vous rendant autonome, au moins partiellement, sur vos besoins essentiels (énergie, eau, produits de consommation…), vous faites baisser significativement vos charges, et donc vos revenus nécessaires pour vivre.

Concernant les produits de consommation, il y a de nombreuses choses que vous utilisez ou consommez fréquemment. Quand vous projetez d'acheter quelque chose, commencez par vous poser la question suivante : est-il possible de le faire par vous-même, et de vous rendre autonome pour ne plus avoir à l'acheter et en faire l'économie ? La question est particulièrement pertinente s'il s'agit de quelque chose que vous consommez très régulièrement. En effet, vous n'aurez jamais le temps de faire vous-même tout ce que vous consommez.

Pour des produits alimentaires (plantes, épices ou aromates, œufs…), un petit bout de terre, ou ne serait-ce que des jardinières sur votre balcon, peuvent vous rendre autonome sur des produits de consommation courante.

Pour le non alimentaire, posez-vous également la question de savoir si vous pouvez le fabriquer. Si ce n'est pas le cas, et qu'il s'agit d'un produit dont vous pourriez vous servir à vie, prenez le soin de le choisir dans un matériau le plus durable, le plus réutilisable et recyclable possible. De nombreux objets sont concernés : mobilier, contenants (sacs, bocaux), couverts, ustensiles… Les matériaux de bonne qualité coûtent en général plus cher. Il est intéressant de vous demander si l'écart de prix en vaudrait la peine, pour conserver quelque chose d'utile à vie, au lieu d'avoir à payer un nouvel exemplaire quelques mois ou années plus tard. Il faut également prendre en considération les décennies de fabrication artisanale et industrielle déjà passées : vous n'êtes pas obligé de tout acheter neuf. Les brocantes, et autres services d'occasion ou de troc permettent d'acquérir des objets de très bonne qualité et en bon état à des prix plus accessibles. C'est par ailleurs un très bon moyen de rencontrer de nombreuses personnes différentes et de développer votre réseau de connaissances et d'échanges.

L'automatisation d'une production peut même vous permettre de bénéficier de revenus passifs. Lorsque vous possédez une plante (arbre, arbuste) par exemple, vous n'avez pas besoin de passer plusieurs heures par jour à vous occuper d'elle pour qu'elle vous fasse bénéficier de sa production pendant plusieurs années : fruits, fleurs, tubercules… Les différentes parties qui sont comestibles seront source d'autonomie, et les surplus pourront être source d'échange ou de revenus, donc davantage d'autonomie encore. Ce principe est extensible à vos savoirs théoriques et pratiques. Dans vos domaines de compétences, réfléchissez à ce qui pourrait être automatisé et servir à vos congénères. À ce que vous pouvez mettre à disposition pour les autres, qui leur soit utile ou confortable : littérature, peinture, musique, jeux, formations vidéo ou podcast concernant vos connaissances ou vos métiers...

Cette réflexion est l'occasion de faire le lien avec votre chemin de vie. Vous devez vérifier si votre vocation correspond à des besoins primaires de vos contemporains. Si ce n'est pas le cas, veillez à vous y intéresser. Pour pouvoir être capable de proposer des services ou des produits, qui soient utiles à votre société, particulièrement dans des temps difficiles. Car ce sont les métiers les moins essentiels - ou jugés en tant que tel - qui souffrent lors de périodes de crise. Par contre, vos concitoyens auront toujours besoin de boire et de manger, d'avoir un toit sur la tête et se chauffer, d'avoir une hygiène minimale, et d'accéder à des soins de santé et de bien-être.

Et maintenant… ?

Tous les sujets abordés depuis le début de ce livre, et les conseils qui vont avec, pointent vers une profonde responsabilisation.

Adopter une posture mature, qui n'attend pas des autres pour être aux commandes de son existence. Une posture de maîtrise, qui œuvre pour votre épanouissement et votre accomplissement, tout en étant dans l'ouverture aux autres. Pour créer du lien, et un environnement favorable à l'épanouissement et l'accomplissement de vos semblables.

Même l'évolution collective, à l'échelle d'une famille, d'un groupe ou d'une société entière, passe en fait par la réformation profonde de soi. Nombre d'entre nous attendent un héros : celui ou celle qui changera sa vie, celui ou celle qui changera les choses pour son quotidien, sa société, son pays. Mais il s'agit d'un mirage. Vous êtes le héros de votre propre histoire et de ce qui se joue tout autour. En espérant ses dénouements par une autre personne, vous laissez écrire votre histoire personnelle et collective par d'autres. Cessez d'attendre et d'espérer, et prenez la plume.[24]

---

[24] La loi de Pareto permet d'observer que la vie est par essence inégalitaire, permettant l'émergence de grands effets par une minorité d'actions (qui est résumé par le célèbre « 20% des causes produisent 80% des effets »). C'est cette distribution inégalitaire avec ces différences d'impacts sur le monde qui pourrait être à l'origine de cette espérance du « sauveur ». Mais cela doit surtout nous faire comprendre que nous avons tout intérêt à cultiver notre chemin et notre indépendance pour nous accomplir et proposer quelque chose au monde. Cette loi de Pareto indique aussi que plus l'échantillon est grand, plus le système est optimisé mais plus les inégalités sont grandes. Voilà pourquoi il serait intéressant de développer un monde connecté assez fluide (création et optimisation) mais aux réseaux locaux forts et autonomes (humanisme et égalité). C'est sur cette loi qu'échangent les économistes Richard Détente et Didier Darcet dans cette vidéo : Youtube – Grand Angle – « *Inégalités de richesse : une fatalité décrite par la loi de Pareto* »

Peut-être qu'à ce stade de la lecture, vous vous sentez déjà sur la bonne voie, en mesure de prendre soin de vous et d'occuper la place que vous souhaitez dans ce monde. Ou, peut-être que cela vous semble être une tâche d'une ampleur qui vous dépasse. Ou, que pour l'instant, vous avez bien plus de questions que de réponses. Ou encore, que tout cela est trop compliqué, fastidieux, pour vous en occuper. La santé et le chemin de vie sont des sujets si vastes et propres à chacun, que la conclusion ne saurait être juste sans être intimement personnalisée. Alors, à défaut de pouvoir le faire au sein d'un livre qui est le même pour tout le monde, prenons de la hauteur pour terminer sur une vue d'ensemble.

DERNIÈRE PARTIE
LA POUSSÉE LÉGÈRE

Besoin de rien ni personne

En ayant lu le livre jusqu'ici, vous vous doutez sûrement que le titre de ce paragraphe est provocateur et faux. Cela dit, il peut être tentant, lorsque nous gagnons en maîtrise de notre santé et de notre chemin de vie, ou parfois lorsque nous gagnons en âge, d'arriver à la conclusion que nous n'avons besoin de personne pour prendre soin de nous, ou pour nous conseiller sur notre voie. C'est une attitude néfaste.

Vous êtes un être social, dont la résonnance avec l'extérieur compte pour beaucoup dans votre évolution et votre équilibre. Autonomie n'est pas synonyme d'autarcie. Vous avez besoin des autres. La vie ne vous dispensera pas d'épreuves, de périodes difficiles rendant une aide nécessaire voire salutaire. S'il vous arrive un jour de tomber sur une personne inconsciente, vous n'allez pas conclure que les choses sont parfaites pour chaque être, et que sa capacité homéostatique l'amènera à se régénérer tout seul. Non, vous allez l'aider, appeler les secours, et lui prodiguer les premiers soins d'urgence si vous y êtes formé. L'exemple est caricatural, et pourtant éloquent.

Quelles que soient votre connaissance et votre maîtrise de vous-même, cela ne vous octroie pas une invulnérabilité, et ne vous exonère pas de vivre des situations difficiles. Vous aurez beau avoir mis tout en œuvre de votre côté pour tendre vers une santé optimale, vous serez toujours susceptible de vivre une situation instable et périlleuse.

Accepter le conseil et l'aide de l'autre, accepter un soutien externe avant que cela ne devienne une urgence, c'est créer un appui salvateur temporaire pour soulager votre esprit, vos émotions et votre corps, leur donnant la capacité de se reposer, se dégager d'une situation pathogène susceptible de s'emballer ou de devenir chronique.

L'objectif de maîtriser votre santé et votre chemin de vie, c'est de ne pas faire reposer votre entière condition humaine sur l'avis et le savoir d'autres. Pour ne pas vous présenter chez un thérapeute ou un proche en déposant vos valises et vider votre sac de vos problèmes pour le laisser se débrouiller avec. Pour que vos choix ne soient plus subis, imposés par des influences extérieures. Pour être aux commandes de votre vie.

À qui s'adresser ?

Nombre de personnes se sentent perdues lorsqu'il s'agit de chercher quelqu'un à qui s'adresser pour recevoir un soutien, un soin, une aide. Lorsque le conseil par bouche à oreille ou le suivi médical standardisé répondent aux besoins, le patient trouve une issue à ses problèmes. Mais parfois – en général lors de troubles déjà devenus chroniques ou profonds – cela ne fonctionne pas. La personne se met alors à errer de spécialiste en spécialiste, de thérapies conventionnelles en thérapies alternatives, en cherchant désespérément une voie de sortie. Et si, de surcroît, elle exclue son rôle dans le processus de guérison, ses chances d'aller vers le mieux sont proches de zéro.

Le thérapeute et la thérapie sont des supports, des appuis, des relais. Ils vont amortir votre chute, vous tendre un miroir, vous accompagner dans vos profondeurs, vous relever… peut-être même vous sauver la vie. Mais c'est à vous de vous réceptionner, de vous regarder dans la glace, d'explorer vos noirceurs, de vous remettre en route. De vivre.

Qui que vous choisissiez d'aller voir, vous devez être acteur de votre santé jusqu'au bout. Car la recherche sur l'effet placebo révèle à quel point l'implication du patient et sa volonté profonde d'aller mieux compte dans le résultat. À l'inverse, l'effet nocebo, qui se déclenche lorsque le patient a un sentiment négatif ou résigné, est en mesure de saboter un traitement – médicaments compris – qui fonctionne[25]. Alors,

---

[25] L'effet placebo fascine depuis plusieurs décennies. Son action est communément attribuée à des troubles psychiques ou subjectifs comme la douleur, mais il intervient également sur des manifestations biologiques, tissulaires. L'étude suivante présente son action observable sur des tumeurs solides.
DOI: 10.1016/j.critrevonc.2015.10.018 – Meta-analysis of regression of advanced solid tumors in patients receiving placebo or no anti-cancer therapy in prospective trials.

en toute circonstance, soyez pleinement impliqué. Lorsque vous consultez. Lorsque vous prenez votre traitement. Lorsque vous recevez un soin. Y compris dans des situations où vous allez vous en remettre « entièrement » à un praticien de santé, comme une opération sous anesthésie par exemple, soyez pleinement impliqué. Votre état d'esprit les heures précédant l'opération, jusqu'à vos dernières pensées lorsque le produit anesthésiant vous endort, compteront pour le résultat. Un conseil, imaginez-vous entouré des gens que vous aimez le plus, dans un endroit que vous adorez, plutôt que de penser à quel drame pourrait ou de quelles séquelles vous pourriez hériter.

Il y a deux éléments principaux à choisir lorsque vous souhaitez être accompagné : le thérapeute, et la thérapie. Et ils sont tous les deux très importants. Vous devez vous rendre responsable sur le choix de votre thérapeute et de votre thérapie.

Pour choisir votre thérapeute, il y a une règle d'or : votre confiance à l'égard d'un thérapeute ne doit jamais être tenue pour acquise. Elle se mérite, y compris lorsque vous le

---

25(suite) Quant à son pendant négatif, l'effet nocebo, il est aujourd'hui également mesuré. Par exemple, de façon comparée sur plusieurs traitements, afin d'estimer la réception subjective qu'ont les patients face au traitement choisi. L'étude qui suit concerne la sclérose en plaques.
DOI: 10.1016/j.msard.2019.101389 – Nocebo in multiple sclerosis trials : A meta-analysis on oral and newer injectable disease-modifying treatments.

connaissez déjà, depuis peu ou de longue date. Le thérapeute vous aide, vous conseille pour vous permettre d'obtenir un avis éclairé. Mais c'est à vous que revient la décision finale : quand consulter, accepter ou non un traitement ou un soin. Et quand cesser de prendre un nouveau rendez-vous.

L'objectif du thérapeute, c'est que vous n'ayez plus besoin de lui. Prenez garde aux thérapeutes qui créeraient un effet de dépendance sur vous, ou qui vous engageraient sur de nombreuses séances, avec un paiement parfois demandé en avance. Les dérives existent et des pseudo-praticiens peu scrupuleux et parfois incompétents utilisent la détresse des patients pour leur profit. Lorsque vous consultez, vous devez vous sentir bien conseillé et libre, y compris de changer de thérapeute si vous le souhaitez.

Outre cette règle d'or, les premiers éléments à prendre en compte pour le choix du thérapeute sont sa compétence et ses résultats, bien entendu. Il peut être difficile pour vous d'estimer cela correctement, surtout si vous ne vous y connaissez pas du tout dans la discipline qu'il exerce. Suivre le bouche à oreille ou la réputation du praticien est une idée intéressante, mais qui n'est pas toujours couronnée de succès.

Prenez garde aux thérapeutes trop affirmatifs ou imbus d'eux-mêmes. Leurs certitudes et leur aplomb peut cacher une absence de remise en question concernant leurs connaissances et leurs compétences. Souvenez-vous de l'effet de halo et de l'argument d'autorité. Un diplôme et un poste important ne riment pas toujours avec compétence et bienveillance.

Ne mettez personne sur un piédestal. Sachez prendre conseil d'un spécialiste dans tout domaine. Mais traitez d'égal à égal avec lui, et permettez-vous des temps de réflexion.

L'autre élément à prendre en compte est la résonnance du thérapeute avec vous. Les résultats de vos consultations et de vos traitements dépendent objectivement de sa compétence. Mais ils vont aussi dépendre subjectivement de votre construction personnelle dans la relation à l'autre.

Attendez-vous particulièrement une grande écoute et un grand accompagnement, ou plutôt une relation pragmatique qui va à l'essentiel ? Souhaitez-vous que la thérapie soit exercée de façon très adaptable, ou au contraire qu'elle soit très protocolisée et stricte ? Quelle impression le thérapeute vous fait, dans sa posture, son parler, son toucher ?

Toutes ces questions sont pertinentes, à la lumière de l'effet placebo/nocebo. En fonction de la relation établie entre le praticien et vous, il se peut qu'un thérapeute obtienne des résultats dépassant vos espérances. Ou qu'au contraire, en dépit de toute sa compétence dans son domaine et ses résultats significatifs avec d'autres personnes, il en obtienne peu ou pas avec vous. Dans ce dernier cas, ou lorsque que vous vous sentez mal à l'aise chez un thérapeute, cherchez-en un autre qui vous convienne mieux. Vous n'avez aucune obligation de continuer votre thérapie avec le même praticien.

Un conseil général pour choisir sur quelle thérapie s'orienter est de repérer si celle-ci est ancienne, a fait ses preuves et est connue pour résoudre des problèmes qui ressemblent aux vôtres. Cherchez tous ces critères en même temps.

Soyez vigilants avec les thérapies et disciplines nouvelles, ou à la mode. Il arrive qu'elles soient inspirées de disciplines plus anciennes. Elles peuvent être moins complètes, et sont rendues plus attractives avec un nom, quelques protocoles et un marketing vendeurs. Il n'empêche pas qu'elles puissent être efficaces, mais autant aller directement à la source si vous le pouvez. Notre civilisation commence à prendre de l'âge, cela signifie que beaucoup d'arts, de disciplines, de traitements, ont déjà été découverts et sont souvent suffisants pour couvrir l'ensemble des problèmes que vous pourriez rencontrer. En termes de soins, nouveau n'est pas synonyme de meilleur.

Au cours de ce livre, nous avons présenté notre être de sur trois niveaux : spirituel, émotionnel, physique. En observant à quel niveau votre problème de santé est majoritairement associé, cela peut vous donner une indication pour vous orienter vers une thérapie appropriée.

Lorsque vous rencontrez des difficultés sur le plan de l'esprit : trouble de la concentration, perte de mémoire et de lucidité, ressassement, obsession, hyperactivité mentale…

Pensez aux thérapies liées au traitement et à la régulation de l'information : psychologie, retraite méditative, hypnose, activités manuelles focalisant l'attention sur des tâches successives simples…

Lorsque c'est sur le plan émotionnel que se concentrent vos difficultés : insécurité et peurs, traumas, colères violentes, hystérie, dépression, pleurs, difficultés à sociabiliser, renfermement sur soi, indifférence… Pensez aux thérapies liées à l'expression et la libération émotionnelle : kinésiologie, art thérapie, sport de haute intensité, et activités comme le théâtre, le chant, la danse…

Lorsque c'est sur le plan physique que vous connaissez des problèmes : douleurs et maux, restrictions articulaires, faiblesse osseuse ou musculaire, troubles digestifs… Pensez aux thérapies corporelles induisant mobilité, régulation et renforcement : kinésithérapie et ostéopathie, diététique, rééducation posturale, massage, et sports lents comme le tai chi, le yoga ou le pilates. Et bien entendu, la médecine dite moderne. L'intérêt du traitement médicamenteux et de la chirurgie, étant de prévenir un risque détecté de rupture ou de dégénérescence irréversible de votre organisme.

Ces indications sont générales et volontairement simplistes, dans le but de vous donner une vision et une compréhension globale. Nombre des disciplines citées agissent sur d'autres plans que celui auquel elles ont été associées. Il existe même des groupements de disciplines qui abordent l'être en entier, sur les trois niveaux, comme la médecine chinoise ou la naturopathie. Quoi qu'il en soit, une thérapie qui agit sur un plan agira probablement aussi de façon indirecte sur les deux autres. Le thérapeute que vous allez choisir va compter également, et aura peut-être des connaissances et compétences qui s'étendront au-delà de la discipline pour laquelle vous allez le voir. Vous pourriez donc tout à fait trouver une aide et une solution à des troubles psychologiques par une thérapie corporelle, par exemple. Ou encore résoudre des problèmes de douleurs physiques par une thérapie émotionnelle.

Quand rien ne va plus
Quand vous ne savez pas par quoi commencer

Quel que soit votre niveau de santé, et le point où vous vous trouvez sur votre chemin de vie, vous pourrez toujours vivre des phases particulièrement difficiles. Deuil d'une relation, maladie lourde ou chronique, grands changements dans votre vie et dans le monde… Il peut arriver que vous soyez mis à rude épreuve, et dans ce cas, nombre de vos résolutions volent en éclat. Vous ne pouvez plus vous concentrer, travailler correctement, faire du sport, méditer…

Dans ces cas, un seul conseil, accrochez-vous aux trois piliers fondamentaux : état d'esprit, respiration, sommeil. Ce sont les trois domaines à l'action la plus immédiate et importante pour vous préserver. Revenez à des pensées de non jugement, centrées sur vous et l'intention de faire de votre mieux dans le présent. Focalisez votre attention sur votre respiration calme et lente, et faites des exercices de respiration si vous y arrivez. Et, dormez. Même pour une heure ou deux, même pour quelques minutes. Allongez-vous-même si vous n'arrivez pas à dormir profondément, ne serait-ce que pour vous assoupir ou décider volontairement de ne rien faire d'autre que vous reposer.

Peut-être vous sentez-vous perdu avec toutes ces informations. Ne vous dites pas que ces choses ne sont pas faites pour vous, que tout cela vous dépasse, ou que vous ne seriez pas à la hauteur de votre propre évolution. Ne tenez pas compte de l'ampleur de la tâche ou de votre estime de vous-même. Si vous ne savez pas par quoi commencer, ou ne savez pas par quel bout continuer votre route, contentez-vous de vous écouter : de quoi avez-vous envie et besoin maintenant, immédiatement ?

Vous êtes épuisé et avez cruellement besoin de repos ? Organisez les prochaines semaines de votre vie en les articulant sur le respect des cycles journaliers et des sommeils plus longs, et coupez vos sources lumineuses avant la tombée de la nuit.

Vous bouillonnez de pensées et d'idée dans votre tête ? Procurez-vous au plus vite plusieurs carnets de notes. Libérez sur le papier vos pensées préoccupantes, vos impératifs à résoudre, vos idées de créations pour des projets actuels ou futurs.

Votre régime alimentaire est chaotique et vous occasionne du mal-être ? Sélectionnez plusieurs aliments sains de saison et faites-les entrer dans votre alimentation sans vous priver de ce que vous consommiez par ailleurs.

Puis fonctionnez sous forme de vague. Montez jour après jour vers votre repas le plus sain ou plus léger, puis redescendez tout aussi progressivement vers votre repas le plus habituel et moins soucieux d'un régime particulier. Et recommencez ce mouvement de vague.

Ce principe de vague, d'onde, est d'ailleurs au cœur de notre univers. Il y a toujours des hauts et des bas, et il en est de même pour vous dans votre vie, dans votre quotidien.

Vous ne pourrez jamais être tout le temps linéaire, ou au sommet sans risquer la rupture. Montez progressivement en intensité vers les objectifs que vous voulez atteindre, jusqu'à ressentir vos limites, puis relâchez la pression en redescendant vers vos habitudes.

Au fil du temps et à force de ces répétitions, vous arriverez à élever vos objectifs naturellement et vos habitudes deviendront plus saines. Et en dépit de vos plus beaux progrès, vous connaîtrez toujours des moments difficiles. On dit parfois que la vie c'est trois pas en avant, deux pas en arrière. Mais il n'existe pas de pas en arrière dans votre vie. Le pire qui puisse vous arriver, c'est de ne pas prendre de décision, et vous empêcher de vivre ce que vous avez envie et besoin de vivre. Vous freineriez votre mouvement et donc votre évolution, tout simplement. Mais du moment que vous prenez des décisions, même vos échecs, vos retours, vos boucles au sein d'une situation similaire, vos blessures, représentent des pas en avant. Car tout cela vous transforme.

**Ce dont vous avez hérité,
Ce que vous allez transformer et diffuser,
Ce que vous lèguerez**

Pour mesurer votre évolution, ou décider de ce que vous êtes en mesure de changer en vous, vous prenez probablement votre existence – depuis vos premiers souvenirs – comme repère. C'est bien normal. Pourtant, c'est une perception faussée.

En effet, vous êtes né d'une recombinaison des gènes de vos parents, avec une part d'aléatoire (mutations génétiques). Qui eux-mêmes sont nés d'une recombinaison des gènes de leurs parents. Et ainsi de suite. De ce point de vue, vous pourriez penser qu'il s'agit d'une simple loterie dont vous êtes le résultat, vous déterminant un corps, une intelligence, un caractère à la naissance. Le tout avec une trajectoire donnée pour votre vie. Mais il se trouve que l'ensemble des choses que vous vivez, y compris vos stress, vos émotions, modifie votre ADN[26]. Et il en est de même pour tous vos ascendants. Cet ADN n'est rien de moins que la bibliothèque du vivant inscrite en vous, qui permet votre expression, votre développement, votre reproduction en tant qu'être vivant.

Cela doit vous amener à garder en conscience que vous êtes immensément plus qu'un résultat relativement rigide de

---

[26] Par un mécanisme nommé « méthylation », l'expression d'un gène peut être amplifiée ou au contraire inhibée. « Nos états d'âme modifient notre ADN » - Science & Vie n°1110

votre propre existence. Vous êtes le résultat et l'expression de l'évolution génétique de toute votre lignée parentale – parents, grands-parents, arrière-grands-parents...- au moment où ils ont conçu leur enfant[27]. Vous êtes le résultat et l'expression de toutes les modifications génétiques apportées par vos expériences, vos émotions, vos traumas... vécus depuis votre conception. Vous êtes également le résultat et l'expression de l'ensemble de votre microbiote (bactéries, virus...) hérité de votre mère et façonné par votre vie (environnement, alimentation, hygiène de vie...). Vous êtes le résultat de vos interactions avec le monde, votre éducation, vos apprentissages, votre mimétisme.

---

[27] Des expériences sur les souris ont montré qu'un trauma peut se transmettre aux générations suivantes uniquement par héritage génétique. Leur laissant un marquage cellulaire déterminant dans la reproduction de mêmes comportements traumatiques, sans avoir vécu le trauma initial.
DOI: 10.1038/nn.3594 – Parental olfactory experience influences behavior and neural structure in subsquent generations

C'est tout cet ensemble qui donne forme à qui vous êtes, prédétermine vos choix et actions inconscients. Il s'agit d'une boucle « action => réécriture => expression => action » perpétuelle, qui conditionne vos comportements et fait de vous qui vous êtes. (Fig. V.A)

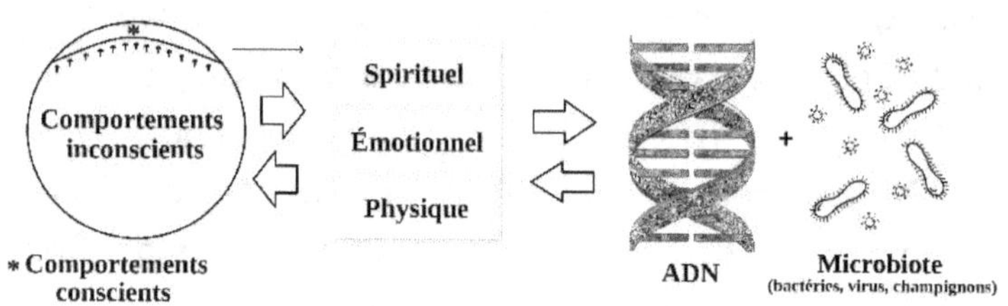

Fig. V.A

Alors comment faire pour transformer cela ? Eh bien, nous venons de voir que tous ces éléments sont modifiables. À de très rares exceptions près[28], l'ensemble de vos cellules se renouvelle au fil des ans. Votre microbiote, qui constitue quantitativement plus de la moitié de votre organisme, va lui aussi s'adapter à votre hygiène de vie. Vos actions inconscientes, automatisées, seront toujours majoritaires. Elles ont pour but de vous stabiliser, et vont solidifier et amplifier votre nature actuelle, comme l'indique le schéma ci-dessus.

---

[28] Il est communément admis que certains neurones au sein du tronc cérébral ne peuvent se renouveler, et que la femme a une quantité prédéterminée d'ovocytes.

Si vous vivez de façon « passive », vous subirez essentiellement votre évolution, cristalliserez votre être, en restreignant progressivement le champ de vos comportements conscients.

La réponse tient donc aux actions conscientes que vous allez mener. Les comportements conscients ont pour objectif d'imprimer quelque chose de nouveau, de varié, de différent, en fonction de ce qui est accessible à votre être. Si vous vivez en transformant vos intentions de changement en actions volontaires, vous allez infléchir votre code génétique, votre microbiote qui a lui aussi son code génétique… tout ce sur quoi repose l'expression de votre être. Cette inflexion va à son tour transformer insensiblement vos comportements inconscients, qui vont ancrer de plus en plus ces changements dans votre ADN et votre flore de microorganismes. (Fig. V.B)

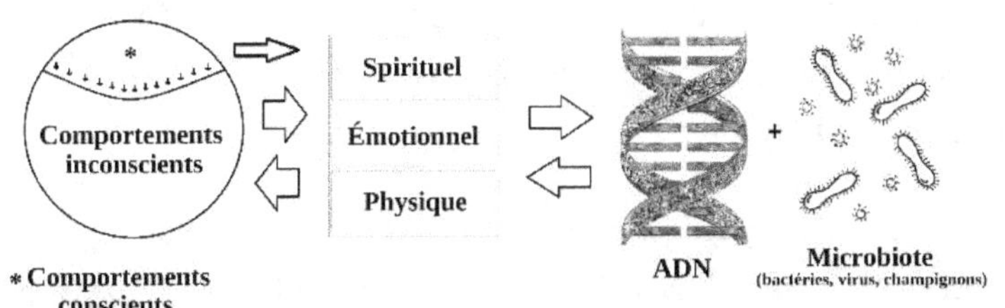

Fig. V.B

Cette boucle crée un effet de moindre résistance aux comportements conscients, générant une spirale vertueuse. Et cette spirale va avoir trois effets progressifs sur vous.

Premièrement, vous allez dénouer vos traumas, dissoudre vos souffrances cristallisées. Deuxièmement, vous allez augmenter vos réserves d'énergie pour vous conférer un plus grand potentiel d'action et vous permettre de mieux combattre ce que vous n'êtes pas encore capable de gérer[29]. Enfin, vous allez faire de moins en moins obstacle à ce que vous rencontrez sur votre chemin : vous transmuterez les stress et les épreuves de vie en une force constructrice, et diffuserez plus naturellement tout ce qu'il y a de lumineux pour le monde.

Vous avez la possibilité d'orienter vos actions pour modifier votre réalité. Ce qui vous anime, vous pousse à continuer de vivre, doit vous servir à exercer cette poussée légère et régulière de comportements conscients dans votre vie. Cette poussée exercée sur vos plans – spirituel, émotionnel, et physique – met à jour lentement votre être. La multiplication de vos comportements conscients qui s'en suit génère un effet cocktail bénéfique qui va vous changer, vous libérer, vous élever.

---

[29] Les effets de maîtrise sur votre santé et votre vie pourraient bien dépasser tout ce que vous pourriez imaginer. Le sportif extrême Wim Hof a par exemple mis au point une méthode (du même nom) de façon empirique, basée sur l'exposition au froid, la modification de la respiration, et la méditation ; dont les résultats – reproductibles en expérimentation scientifique – de résistance aux conditions extrêmes (climatique comme infectieuse) sont spectaculaires.
Livre *"The Wim Hof Method : activate your potential, transcend your limits"* (Wim Hof)

Faites tout cela en n'oubliant jamais que vous êtes un héritage, une continuité de mémoires entre vos ascendants et vos descendants.

Intéressez-vous donc à votre lignée pour comprendre d'où vous venez. Pour augmenter vos chances de désamorcer les traumas que vous n'avez pas vécu de votre vivant mais dont vous avez hérité, et que vous pouvez revivre ou exprimer de façon parfois violente sans comprendre les causes. Parlez avec vos parents, vos grands-parents. De leur histoire, leurs douleurs… et celles qu'ils connaissent de leurs parents. Parlez-leur de vos souffrances pour trouver si cela a un écho chez eux. Osez également prendre appui sur des disciplines thérapeutiques permettant de travailler sur les lignées familiales[30]. Au-delà de vous libérer, si vous avez pour vœu d'avoir des enfants dans les années à venir, cette libération des traumas familiaux avant leur conception est le plus beau cadeau que vous pourrez leur faire.

---

[30] Nombre de thérapeutes ont détecté dans leur pratique le poids des maux qui traversent les générations – le transgénérationnel – et l'importance d'en tenir compte pour traiter les patients. La professeure Anne Ancelin Schützenberger a notamment œuvré à la prise de conscience de ces phénomènes par ses recherches en psychogénéalogie. Son livre « *Aïe, mes aïeux !* » met en lumière comment notre héritage génétique familial nous charge de blessures émotionnelles qui n'appartiennent pas à notre propre vie, et nous pousse à répéter des comportements parasites voire destructeurs de façon inconsciente.

Mais ce cadeau ne se limite pas à votre reproduction. De façon générale, en exerçant cette poussée légère pour vous changer et diffuser ce changement, vous prolongerez le mouvement initié sur vous au-delà de votre existence. Contribuant ainsi à l'accomplissement humaniste le plus fort qui soit : faire que chaque génération soit plus épanouie et libre que la précédente. Toujours plus libérée de ses mémoires traumatiques, toujours plus à même de se connaître, de prendre soin d'elle, de ses contemporains, et de comprendre le fonctionnement du vivant pour vivre toujours mieux avec.

Au terme de cette lecture et à la vue du dernier schéma, vous pouvez voir que le plus difficile, c'est de vous mettre debout et faire vos premiers pas, tel le nourrisson qui souhaite apprendre à marcher, sans jamais abandonner. Pour le reste, vous pouvez constater que votre mécanique évolutive est merveilleusement bien programmée. Alors faites ces premiers pas. Vous n'arrivez pas à mener tous les changements que vous aimeriez dans votre vie ? Ce n'est pas grave, choisissez-en un qui vous aide à gagner en santé et/ou en autonomie, et mettez-le en place. « Une chose après l'autre », comme disent nos anciens. Et n'oubliez jamais de le faire à votre propre rythme, et de persévérer tout le temps qui sera nécessaire. Pour passer de l'état « Attendre que le bonheur vous tombe dessus », à celui de « Provoquer la chance en marchant sur votre chemin ».

Le dernier conseil qui vous sera donné est celui-ci : ne vous jugez pas en comparaison de qui vous étiez et de ce que vous pouviez faire dans le passé.

Quelle que soit la manière dont vous vivez votre vie, vous allez vous voir changer. En observant les domaines sur lesquelles vous vous estimez bien meilleur, vous pourriez éveiller en vous une fierté déplacée voire un mépris pour votre « ancien vous ». Dites-vous que c'est justement votre parcours passé, qui vous étiez, mêlé à votre vécu, qui vous a permis d'être qui vous êtes aujourd'hui. Considérez votre « ancien vous » avec amour et compassion, il n'a pas votre expérience, votre recul.

À l'inverse, en observant les domaines sur lesquels vous jugez avoir perdu en performance, en compétence, vous pourriez vous rendre prisonnier de votre passé pour estimer de façon erronée ce que vous êtes supposé accomplir ou « valoir » aujourd'hui. Cette attitude ne génèrera que frustration, bloquera vos entreprises et vous empêchera d'évoluer et d'exprimer ce que vous avez de meilleur actuellement. Etant un être mortel qui a besoin de vivre des expériences pour se transformer, vous connaîtrez forcément de multiples dégénérescences, certaines qui s'avèreront définitives. Intégrez le fait que c'est le sort de toute chose. Nous vivons dans un univers dont les lois physiques indiquent que tout est impermanent, éphémère. Mais aussi que dans le temps, la progression de tout système structuré évolue vers sa déstructuration, sa « mort »[31].

En revanche, à l'intérieur de cette évolution vers le chaos, la vie est cyclique, et porte en elle les ressources pour de multiples renaissances. Le cœur de l'hiver et les jours les plus courts et froids hébergent les semences de la nature épanouie qui va suivre. Des cendres et des arbres morts, naissent les nouvelles forêts. De la ruine d'anciennes civilisations, émergent les nouvelles. Et de vos déceptions et blessures profondes, de vos diminutions et maladies les plus graves, de vos situations les plus précaires, pourront éclore votre nouveau regard sur le monde, vos nouveaux projets. Mais aussi des capacités et expériences pouvant dépasser ce dont vous auriez pu vous sentir capable, ou que vous n'auriez jamais imaginé vivre auparavant. Tout ce que vous pouvez faire, c'est accepter cette impermanence, accepter cette fin, et accepter ces cycles.

---

[31] Les principes physiques de la thermodynamique permettent de comprendre notre monde par l'entropie, c'est-à-dire le degré de désorganisation (de chaos) des particules. Ils expliquent qu'il est bien plus fréquent et facile de retrouver des éléments à entropie forte, comme un gaz, plutôt que des éléments à entropie faible, comme un objet solide ou un être vivant. Également, ces principes expliquent que l'entropie d'un corps ne peut baisser ou se maintenir que localement et temporairement, et aux dépens du monde qui l'entoure. À terme, l'entropie ne pourra qu'augmenter, amenant tout corps à sa déstructuration. Voilà pourquoi notre vie n'est que temporaire, et peut-être pourquoi les espèces ont développé des mécanismes de reproduction pour se perpétuer.

Permettez-vous de laisser mourir ce qui doit, de faire vos deuils. Permettez-vous d'apprendre et expérimenter quelque chose de nouveau, ou reconquérir vos sommets pas à pas, quel que soit le point où vous en êtes, et quelles qu'aient été vos gloires connues ou vos erreurs commises par le passé. Permettez-vous de marcher sur le chemin sur lequel vous avez décidé de marcher.

Quel que soit ce que vous croyez savoir de vous et de vos supposées compétences ou limites. Quoi que vous croyiez que l'on puisse penser de vous et de vos aptitudes, ou de la place que le monde et votre société semble accorder à votre façon de penser et à votre chemin. Aussi aride soit-il, vous mettre à y marcher et y trouver santé et épanouissement dépend principalement de vous, et de ce que vous vous permettrez de mettre en œuvre.

Prenez soin de votre santé. Prenez soin de votre chemin de vie. Allez.

MAÎTRISEZ VOTRE SANTÉ VOTRE CHEMIN DE VIE

Le Manuel Initial

Principes - Résumé

1° Acceptez que les choses prennent du temps, parfois beaucoup de temps. Prenez votre temps, faites les choses à votre rythme, et persévérez.

2° Chacun dispose de ses capacités innées et acquises uniques. Vous comparer aux autres – dans un jugement de valeur - n'a pas de sens.

3° Appliquez les Accords Toltèques comme filtres dans votre vie pour faire évoluer votre état d'esprit.

4° Soyez fermes et bienveillants avec vous-même pour éradiquer les sentiments de culpabilité. Passez à l'action si vous pouvez faire quelque chose, ou passez à autre chose si vous ne pouvez rien faire.

5° Votre respiration est le mécanisme le plus puissant et immédiat dont vous disposez pour maîtriser votre santé et votre chemin de vie : apprenez à vous en servir dans votre quotidien.

6° Conformez-vous au maximum aux rythmes jour/nuit et à la lumière naturelle, notamment en diminuant le plus possible les sources de lumière artificielle, pour améliorer votre santé.

7° De préférence entre 20h et 7h du matin,
effectuez 5 à 6 cycles de sommeil (représente pour la plupart des personnes 8 à 9h de sommeil) pour récupérer vos capacités physiques et psychiques et consolider vos connaissances.

8° Prenez soin de vous sur vos trois plans : spirituel, émotionnel, physique. Car un trouble sur un plan se répercute sur les autres.

9° Utilisez la méditation pour apaiser votre flot de pensée, gagner en clarté d'esprit et de jugement. Cela influera de façon importante sur vos émotions et sur vos décisions de vie.

10° Apprenez à détecter vos émotions et ce à quoi elles correspondent. Autorisez-les, pour qu'elles puissent être traitées. Ne refoulez pas vos peurs, vos colères, vos tristesses. Acceptez de faire vos deuils pour ne pas rester piégé dans le déni.

11° La peur est dominatrice des autres émotions. Pour avancer dans votre vie, il vous faut impérativement comprendre vos peurs et vos blessures émotionnelles, et surtout vous y confronter pour les atténuer et les dissoudre.

12° Maintenez une activité physique quotidienne, avec au minimum plusieurs dizaines de minutes de marche (hors activité professionnelle ou administrative) pour préserver votre santé.

13° À cette activité minimale favorisant une circulation saine, travaillez par cycle sur votre corps pour renforcer votre endurance, votre force, votre dynamisme, et votre équilibre.

14° Le toucher et le ressenti sont essentiels pour votre santé physique et mentale. Le contact à l'autre, les étirements, les stimulations de la peau (touchers, frottements, massages…) doivent être présents dans votre vie quotidienne.

15° Votre évolution (positive ou non) dépend essentiellement de la qualité et de la quantité de vos interactions sous toutes ses formes avec tout ce qui vous entoure.

16° Assurez-vous d'une qualité optimale de l'air que vous respirez, et de l'eau que vous buvez. Assurez-vous de boire au moins un grand verre d'eau pure à jeun en début de journée.

17° Faites tout votre possible pour disposer d'une dentition complète et d'une occlusion dentaire parfaite. Prenez l'habitude de mâcher correctement jusqu'à obtenir une bouille sans goût, et évitez d'avaler prématurément ce que vous mangez.

18° Votre alimentation doit être variée, y compris à l'intérieur d'une même catégorie d'aliments, et doit privilégier les plantes et les bonnes graisses. Tendez vers des aliments locaux et non transformés. Et dans l'optique d'une transformation, privilégiez les transformations douces (trempage, lactofermentation, marinade, vapeur douce…).

19° Privilégiez les changements lents par l'inclusion de bonnes habitudes alimentaires, plutôt que des régimes stricts par privation. Que ce soit pour manger plus sainement, changer votre poids, manger plus « léger », ou faire des pauses alimentaires avec un jeûne. Procédez par vagues de plusieurs jours avec une phase progressive d'allègement alimentaire (pour vous diriger vers l'alimentation la plus légère ou la plus saine), puis une phase progressive de reprise alimentaire (pour revenir vers l'alimentation quotidienne à laquelle vous êtes habitué).

20° Prenez soin de vos voies d'éliminations pour vous assurer qu'elles fonctionnent correctement : respiration, urines, selles, règles, transpiration.

21° S'il est sage de vous protéger des expositions prolongées, permettez régulièrement à votre peau d'être en contact bref (quelques secondes à quelques minutes) avec l'environnement naturel pour stimuler vos capacités d'adaptation : soleil et chaleur, froid (par l'air ou l'eau).

22° Stimulez régulièrement vos sens – vue, ouïe, odorat, toucher – dans un environnement naturel en campagne et forêt. Et maintenez des interactions sociales variées pour votre équilibre psychique et votre développement personnel.

23° S'il ne met pas en danger votre santé ou votre vie, écoutez toujours votre intuition, votre ressenti. Que ce soit pour explorer quelque chose ou au contraire pour vous éloigner de quelque chose. Pour choisir votre lieu de vie également.

24° Trouvez votre raison d'exister, à travers ce qui vous plaît, ce dans quoi vous êtes doué, et ce que vous pouvez apporter au monde. Cela améliore votre existence, votre longévité, et vous permet de ne pas quitter ce monde avec des regrets.

25° Prenez connaissance des biais cognitifs humains. Afin de les repérer sur vous-même pour vous épargner des erreurs, et sur les autres pour déjouer des manipulations.

26° Construisez votre compréhension du monde en ne rejetant aucune information, le temps et les choses qui se passent se chargeront d'affiner vos perceptions. Soyez attentifs aux personnes fragiles et aux lanceurs d'alerte pour anticiper les difficultés de votre monde.

27° Désintéressez-vous de l'agitation, des polémiques et des querelles partisanes. Cessez de lutter contre. Dépensez toute votre énergie pour donner vie à votre vision du monde.

28° Les gens sont différents. Gardez à l'esprit que vous vous êtes construit de façon unique, même si vous évoluez sur la même planète que tout le monde. Vous ne comprendrez pas nécessairement tout le monde, tout le monde ne vous comprendra pas nécessairement. Pour cette raison, personne n'a à comprendre ou vous donner son approbation pour votre chemin de vie.

29° Avancez discrètement sur vos projets, et soyez très attentifs à la réceptivité de vos proches, pour savoir vous entourer correctement. N'imposez pas votre évolution aux autres, restez vous-même et profitez de moments simples et traditionnels pour préserver votre équilibre.

30° Soyez bienveillant, amical et enthousiaste plutôt qu'autoritaire pour réussir dans vos relations. Sachez écouter et faire parler l'autre, et sachez également tordre vos principes quand c'est nécessaire. Ceci afin de désamorcer les conflits, et être honnête et sans compromis pour obtenir ce que vous voulez.

31° Accordez une grande importance au réseau. Entourez-vous de personnes aux valeurs communes aux vôtres, et aux compétences différentes. Pour mutualiser les tâches et gagner du temps, vous compléter et vous rendre des services.

32° Pour pouvoir évoluer dans ce qui vous intéresse, modifiez votre environnement en passant plus de temps avec des personnes qui ont emprunté ces chemins avant vous et ont vécu des histoires, des difficultés, des échecs qu'ils peuvent vous transmettre.

33° La connaissance et la réflexion ne vous permettront pas d'évoluer sans la pratique : faites. Confrontez-vous à vos peurs et ce qui vous est inconfortable. Vos premiers échecs dans un domaine et votre estime de vous ne représentent pas la réalité. Répétez vos efforts de nombreuses fois dans le temps en apprenant de vos erreurs pour vous donner une juste représentation des choses.

34° Utilisez la prise de notes et incorporez les bonnes habitudes notamment par les routines. Cela évite les oublis, la perte de bonnes idées, et vous fait gagner un temps considérable.

35° Découpez tout ce que vous avez à faire en micro-tâches. Faites ce qui doit impérativement être fait, sinon faites ce que vous voulez le plus à l'instant même. Vous pouvez alterner les deux pour vous stimuler à faire les tâches impératives.

36° Développez votre compréhension de ce qu'est l'argent et comment il fonctionne. Payez-vous en premier impérativement pour pouvoir améliorer votre vie, en consacrant toujours un temps et un argent minimum pour augmenter votre autonomie financière et générale.

37° Diversifiez vos sources de revenus, et diversifiez vos placements qui constituent votre portefeuille financier pour mieux gérer l'inflation et les risques de pertes. Entourez-vous de personnes qui savent déjà gérer leur argent et leur patrimoine.

38°Augmentez sans cesse votre part d'autonomie pour mieux avancer sur votre chemin de vie. Particulièrement sur ce qui vous demande le plus de temps et d'argent, et sur ce que vous consommez le plus. Entourez-vous de personnes qui savent déjà gérer leur vie de façon autonome, que ce soit dans l'habitat et l'énergie, la santé, les travaux manuels, l'alimentation et les plantes…

39° Utilisez vos savoirs et vos compétences pour proposer des choses utiles à ce monde et essentielles pour vos contemporains, y compris en période de crise. Pour favoriser l'humain et l'échange en tout temps, tout en développant votre autonomie.

40° Même en consultation, en soin, et jusque sur une table de bloc opératoire, soyez pleinement impliqué, acteur de votre santé, et maître de vos choix. Laissez le thérapeute faire sa part, et faites la vôtre.

41° Exercez une poussée légère et régulière de comportements conscients pour vous transformer en profondeur dans le temps, et ouvrir votre chemin de vie. Faites-le avec la conscience de travailler au-delà de vous-même, sur votre lignée familiale dont vous êtes l'héritier génétique, et sur toutes les personnes que vous allez rencontrer et sur lesquelles vont se répercuter vos changements.

42° Ne vous comparez pas à qui vous étiez.

Remerciements

La Famille, MP et ML. Ces âmes ont joué un grand rôle dans l'existence de l'ouvrage que vous venez de lire.

L'auteure J.K-GRAS, pour son aide précieuse à la réalisation de la couverture, la mise en forme du texte, et tous ses conseils et retours sur l'écriture et la préparation à l'édition. N'hésitez pas à vous plonger dans ses romans, ce sont des odes à l'aventure et à la liberté.

Mes professeurs et mentors rencontrés, des passionnés qui m'ont enseigné et me permettent de diffuser à mon tour.

Tous mes proches, amis et collègues, qui ont été présents pour moi, ou simplement ont fait et font encore que le chemin parcouru est joyeux et rempli de beaux souvenirs.

Les artistes talentueux qui mettent à disposition une partie de leurs travaux pour une utilisation libre de droits, à travers les plateformes Pexels et Pixabay. Voici ceux dont les photographies et dessins apparaissent dans ce livre : Simon Migaj, Skully MBa, Alexandro David, Arnesh Yadram, Elly Fairytale, Anna Roguszczak, Daria Shevtsova, Andrea Piacquadio, Juan Pablo Serrano Arenas, Jonathan Borba, Ketut Subiyanto, Keifit, Larry Crayton, Purple Smith, Scott Webb, Li Sun, JC Cards, Alexandra Koch. N'hésitez pas à consulter leurs œuvres.

À propos de l'auteur

Ancien Ingénieur en Gestion de Projets IT, j'ai changé de vie pour devenir praticien diplômé en Médecine Traditionnelle Chinoise. Mon double parcours professionnel et mon évolution personnelle, mon intérêt pour la compréhension du monde dans son ensemble et mon souhait de transmettre aux autres, ont permis la création de ce manuel.

En parlant avec mes contemporains et mes patients, j'ai constaté que la quête de soi, de sa santé et de son chemin de vie est souvent obscure, rendue difficile par le manque de repères et d'une vue d'ensemble.

Puissiez-vous bénéficier avec ce livre d'un élan porteur maximal en un minimum de temps. Qu'il vous aide à vous libérer et permette la seule chose qui importe : vivre pleinement votre vie et diffuser vos changements à tous ceux qui croiseront votre chemin.

T. LIBRA

www.ingramcontent.com/pod-product-compliance
Lightning Source LLC
Chambersburg PA
CBHW071210240726
48654CB00009B/718